アルツハイマー型認知症の人との対話

認知症の精神療法 2

繁田雅弘

認知症の人の想いを代弁したいと思う。
家族や周囲に対して、そして本人に対しても。

目次

はじめに

認知症の診断直後は、検査結果の説明や病名告知に続いて服薬の開始や介護保険の手続きに追われ、自分の気持ちを振り返る余裕などないであろう。しかし療養生活が軌道に乗り、心理的に一段落すると、病気と向き合う余裕ができるようである。「認知症というものをどのように受け止めるべきか」、「進行に対する恐れとどのように付き合うべきか」といった悩みがしばしば生じる。受診前に抱いていた進行への不安が再燃する人もいる。「認知症者」と呼ばれる「みじめさ」や「情けなさ」に苦しむ人もいる。こうした心理的課題は個別性が高く、画一的な介入では支えられない。それぞれに合った心理的支援を探っていかなければならない。

こうした診断後の苦悩や不安が強まる頃に自分に合った心理社会的支援が受けられると、記憶障害は改善しないものの日課や家事などの日常生活動作（ＡＤＬ）[1]が一過性ではあるものの病前に近い状態まで回復する人がいる。コリンエステラーゼ阻害薬やＮＭＤＡ受容体拮抗薬による治療を受けなくても改善を見る。認知症の診断に至らず「加齢に伴う変化」とされた人も、日常生活動作（ＡＤＬ）が改善を見ることがある。

概して進行が速く時間とともに認知機能や日常生活動作（ＡＤＬ）が低下する傾向にあるアミロ

イド病理が陽性のアルツハイマー病（アルツハイマー型認知症）でさえ、心理社会的介入によって初期治療の段階で一過性の改善を示すことがまれではない。そして、改善が得られるような人は、その後も安定した経過をたどることが多いことを臨床で経験している（もちろん進行を止めることはできないが）。

こうした改善は、不安や混乱によって見かけ上発揮できなくなっていた残存機能が、本人に合った介入や支援によって再び発揮できるようになったものと思われる。支持的精神療法の理論（ウィンストン２００９）[2]に基づいて解釈すれば、自分の感情を制御できるようになり、また自分の状態を客観的に振り返ることができるようになった結果、残存機能を発揮できるようになったと理解することができる。こうした効果を期待して試みているのが本書に掲載した認知症の人との治療的対話である。

（1）日常生活を送る上で多くの人が共通して行っている活動を日常生活動作（活動）：ＡＤＬ（Activity of daily living）と呼ぶ。食事やトイレ、入浴、着替えなどの基本的なものを基本的ＡＤＬ、交通機関を使った外出、買い物、部屋の片づけ、洗濯、掃除などのやや複雑なものを道具的ＡＤＬまたは手続き的ＡＤＬと呼ぶ。

（2）アーノルド・ウィンストン，リチャード・N・ローゼンタール，ヘンリー・ピンスカー．山藤奈穂子，佐々木千恵訳：支持的精神療法入門．星和書店．２００９

ここに示した対話は、複数の事例に共通した題材を選んで、再構成したものです。

認知症の人との対話 1

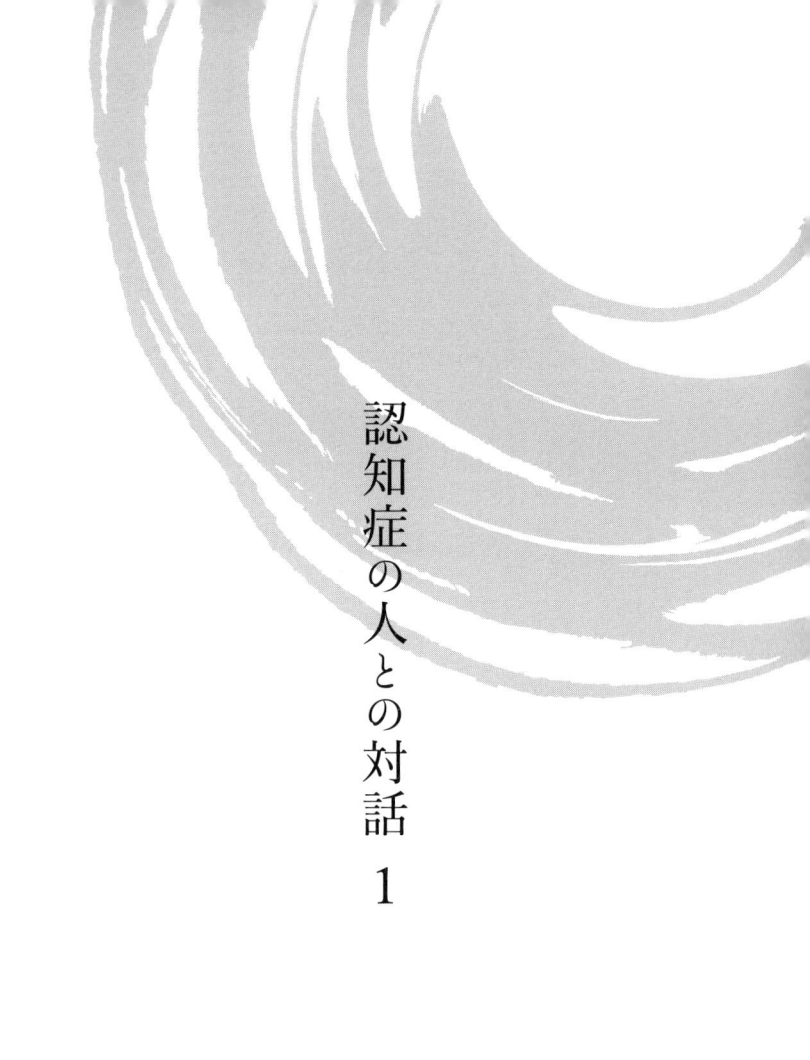

さんざん悩みました

受診したのは74歳の男性であった。大学卒業後に大手の不動産会社に就職し、60歳の定年退職まで勤めた。知的で穏やかな印象であったが、仕事に対しては熱い想いをもって取り組んできたという。アルツハイマー型認知症の告知を受けて薬物療法が始まり3カ月が経過した。

診察ではいつも淡々と話していたが、病名に関して様々な想いが交錯し、病気とどのような気持ちで向き合うかを決めかねていたことを、私（治療者）はこの日の対話で知った。

治療者　（病名の告知というものは）大きな事件であることに違いないと思います。いつまでも不安が続く人もいれば、反対に安心する人もおられます。

本人　安心したというのとは違います。区切りがついたというか。

治療者　診断がつく前はどんな気持ちだったのですか？

本人　病院に来てからは、やるべきことが始まったということで、流れに乗ったというか。

治療者　迷わなくてよくなったところがありますか？

本人　病院に来る前はいろいろ考えました。自分でも考えすぎていると思ったのですが、心配はやめられませんでした。

治療者　今は？

本人　そこまでは考えません。病院に来て楽になったんです。

治療者　診断がついて？

本人　診断がつく前からです。病院に来てしまったら、もう後戻りできないんだという気持ちが楽にしてくれたように思います。

治療者　診断がついたときの気持ちは？

本人　ああそうなんだ、という気持ち。

治療者　驚きませんでした？

本人　病院に来る前にさんざん悩みましたからね。もう十分に。

治療者　「やっぱり」っていう感じ？

本人　それとも違います。

治療者　アルツハイマー型認知症と聞いて。

本人　やっぱりそうなんだって。

治療者　病名もわかってた？

本人　いやいや、病名まではわかりませんでしたけど、認知症のひとつだろうって思ってましたから。すっきりするところはあった。

治療者　はっきり憶えているんですね。普段はもの忘れで苦しんでいるのに。

本人　告知のときのことは鮮明です。この診察室の光景も先生の顔も。

治療者　そうなんですね。

本人　でもそのあと、いろいろと考えなきゃいけないことが出てきた。女房にどう話すかとか、子供にどう話すかとか。

治療者　奥様に言うかどうか迷ったのですか？

本人　話さなければいけないと思いましたけど、問題はいつ、どう話すかで迷いました。ショックを与えたくなかった。うまく話さないといけないと。

治療者　相談してくれてもよかったのに。私から話すこともできたので。

本人　……。

治療者　私のことはまだ信用できなかったかもしれません（笑）。

本人　そんなことはないです（笑）。女房には自分で話したかった。

治療者　私が奥様を連れてきませんかと言っても連れていらっしゃらなかったですね。

本人　そのときは（妻に）どう言おうか迷っていたときだと思います。

治療者　お子さんにも、どんなふうに説明しようか迷ったのですか？

本人　いや、子供には話すか話さないかで迷いました。

治療者　いずれわかることなのに。

本人　女房が反対したから。

治療者　でも結局話したんですね。

本人　そう。

治療者　話してよかったですか？

本人　ええ。

治療者　この前、初めてお子さんたちにお会いしましたけど、力《ちから》になりたいって言ってました。

本人　そうです。子供たちはしっかりしていて頼りになります。任せようかって思ってます。

治療者　本当に？

本人　はい、子供たちの顔を見て安心できましたから。

治療者　弱気になっていませんか？

本人　そうかもしれません（笑）。

治療者　でも、それは、いいことなのかもしれません。症状があるのに無理をして一人でやろうとする人が多い。

本人　そうなんですね。

治療者　人の力を借りるには、人を信じないといけない。信じるには信じる力が必要です。その力がもてない人が多い。

本人　そういうものでしょうか。

治療者　で、無理をしてしまう。途中で無理がきかなくなって、急に周りに何もかも依存するようになってしまう。

本人　そういうの、わかります。少しくらいできても、ちゃんと自分でできないなら、もうやめちゃおうって。

治療者　投げやりに？

本人　そうです。

治療者　助けてもらう相手にもよりますね。

本人　そうです。

治療者　お子さんたちなら、助けてもらうことを受け入れられそうですか？

本人　意見を聞こうと思います。

治療者　いいですね。

本人　本当はもっといろんなことを子供に教えてあげたかったです。

治療者　何言ってるんですか、まだまだ教えられますよ。

本人　そうですか。

治療者　もちろんです。教えるには、教えるほうだけではなくて、教わるほうの資質も大事です。あのお子さんたちなら、きっと教えてもらうことができますよ。

本人　褒めすぎです（笑）。

告知を受けて認知症であることを受け入れられても、家族とともに認知症とどのように付き合うのかは別の問題である。本人は家族に遠慮して相談することができず、家族も傷つけることを恐れて何も言えなくなってしまう。家族の中で病気の扱い方が定まってくると穏やかな日常が戻ってくるが、そこに至るまでにはいずれの家族も数カ月、あるいは数年の時間が必要である。医療・福祉専門職はその時間を急かさずに見守らなければいけないと思う。

認知症カフェにて

本人1　自分は認知症と診断されたのに、
街の人は普通に歩いているんです。

本人2　僕は病院からの帰り道で景色が違って見えました。

謝ろうかな

その51歳の男性は製薬メーカーで課長を務めていた。3年前に若年性アルツハイマー型認知症と診断された。

私のところの初診時、MMSE[3]：19点、ADAS－cog[4]：18点であった。軽度ないし中等度の認知症と考えられた。診断されたばかりの頃、妻や家族が心配して手に入れた認知症によいと言われるサプリメントと脳ドリルを次々と試した。本人はそれが苦痛であったが当時は認知症の知識がなく、周囲の気持ちに応えなければと無我夢中で取り組んだ。

本人　妻に謝ろうと思うんです。

治療者　奥様に大声で怒鳴ったりしたこと？

本人　そう。

治療者　あんなに苦労させられたのに？

本人　ドリルもサプリメントもずいぶんやらされました。

治療者　一時は精神安定剤まで飲むことになったんですよね。漢方でしたっけ？

本人　そうです（笑）。

治療者　それがどんなに嫌だったか。あんなに腹を立てていたのに、今度は謝るんですか？

本人　「(妻の) 気持ちをわかってあげられないか」って何度も先生は言いましたよ。

治療者　奥様だけでなく兄弟や親戚までそろって心配してくれましたね。

本人　みんな不安だったのだと思います。認知症が未知だった。

治療者　わかってあげられないかって私は言いましたけど、でもホントに奥様に謝るんですか？
えらいなあ。悔しくないの？　だって奥様は謝ってないでしょ（笑）。

本人　先生は俗っぽいんですね。

治療者　そう？　あなたの何かが変わったっていうこと？

本人　開き直れた感じかな。でもよくわかりません。

治療者　奥様を許せた？

本人　許すも許さないもありません。

治療者　どんな気持ち？

本人　妻もみんなも心配してくれたから。

治療者　心配してくれてるのは初めからわかっていたでしょ?

本人　そうですね。

治療者　自分に余裕ができたから?

本人　そうですかね。

治療者　なぜ余裕ができたのでしょう。

本人　話を聞いてくれる人がいたから。

治療者　うれしいなあ。

本人　先生じゃなくて認知症カフェの人たち。

治療者　なんだ（笑）。でも聞いてもらえるってやっぱりいいですか?

本人　いいです。いいです。うなずいてくれるだけでいいです。

治療者　そうなんですね。

本人　でも自分を知らない人がうなずいてくれてもダメかな。

治療者　それはそう。

本人　自分をわかってくれる人がうなずいてくれるからいいんです。

治療者　わかってもらえるって、なぜいいんだろう。

本人　自分でかかえていたものが少し減った感じでしょうか。

治療者　そんな感じ？

本人　荷物を一部持ってもらった感じ。

治療者　話すと自分の気持ちが整理できるところもありますか？

本人　すごくあります。

診断を受けてから2年半が経ち、普通の家族の会話ができるようになりつつある。

（3）ＭＭＳＥはMini-Mental State Examinationの略である。認知障害のスクリーニング検査で、30点満点で21点以下ないしは23点以下の場合に認知症が疑われる（判断基準は用途によって異なる）。

（4）ＡＤＡＳ－ｃｏｇはAlzheimer's Disease Assessment Scale-cognitive subscaleの日本語版である。認知機能を多面的に見る検査で、臨床治験で広く用いられている。結果は0〜70点に点数化される。点数が低いほど成績良好で一桁ならほぼ正常範囲とされる。

（生きる）意味があるのかなって

43歳の出版社に勤める独身男性は、アミロイドPET検査が陽性であった。アルツハイマー病の可能性が限りなく高まった。対話では本人は表情を変えずに言葉少なく私の質問に答えた。私が無神経な冗談を言ったりしたときは付き合い程度に笑った。

両親（60歳代）によれば、診断されてから戸惑いや自信のなさが顕著になったという。自分なりにいろいろと考えている様子がうかがわれた。

治療者　（カルテを見て）診断からもう2カ月が経ったんですね。
本人　……。
治療者　あっという間ですね。
本人　……。
治療者　薬は飲まないと決めたわけではないですよね。
本人　……。

治療者　お母様やお父様は薬をどうするか、あなたが決めるのを待っているんですね。

本人　（服薬が）嫌というわけじゃないです。決められないんです。というか、どうしていいかわからない。

治療者　ご両親は早く飲んでほしいという気持ちを抑えて、あなたの気持ちを大切にして待ってくれているのだと思います。

本人　（待っているのは）父ですかね。母は早く飲んでほしいと思っているでしょ。

治療者　こんなことを言うのは服薬を急《せ》かしているわけではないです。

本人　わかっています。両親が待っているのは先生が言ったからです。目標を考えて治療するほうがいいって。

治療者　私個人は早く治療薬を始めたいと思っています。効果が確認できずに止めることになるかもしれませんが、まずは試したい。でもやっぱり治療の目的をもってからにしたい、そういう意味です。

本人　わかります。

治療者　私が言わなくてもご両親は治療の意味を考えることが大切だとわかったと思います。

本人　いい加減な気持ちで飲んだりしないほうがいいとか、そういうことではなくて、僕は本当にわからないんですよ。

治療者　治療の目的を考えることは、自分を大切にすることでもありますよね。

（しばらく間があって）

治療者　最近はどんな毎日ですか？

本人　変わりません。

治療者　朝起きて顔を洗って食事をして……。

本人　散歩に行きます、母が誘ってくれるので。日曜日は父と行きます。

治療者　散歩するならただ歩くだけでなくて何かあるといいと思います。近所の人と挨拶を交わすとか、季節の変化を発見するとか、変な格好をした人を眺めたり（笑）、今の季節なら木々の緑が目に入ってくるでしょ。

本人　ああ。

治療者　歩いていて風や陽の光を感じられますか？

本人　前より強く感じるかも。

治療者　風を、ですか？

本人　太陽です。

治療者　陽の光？

本人　（自分の腕を見て）刺激するような感じですかね。

治療者　そうなんですね。最近暑くなりましたものね。

本人　……。

治療者　汗もかくでしょ。

本人　……。

治療者　汗をかいたら肌が湿る感覚とか、ちゃんと感じます？　体の感覚は大切なんです。頭の中の考えとは違って確かな現実でしょ。

本人　はい。
（しばらく間があって）

本人　なんでこんなことになったのかなって。

治療者　……。

本人　こんなんで生きる意味があるのかなって。

治療者　私が治療の意味を考えようって言ったことが、そう考えることになってしまったのなら私としては……。

本人　関係ないです。別です。

治療者　……。

本人　家族に迷惑かけてますし。

治療者　お母様もお父様も迷惑だとは思ってないでしょ。

本人　そう言います。

治療者　君らしく生きてほしいと思っているんじゃないかな。

本人　……。

治療者　言い方が違うかもしれないけど。

本人　……。

治療者　君らしく生きてくれるなら、いくらでも喜んで苦労を引き受けると思いますよ。

本人　……。

治療者　ただ自分らしくっていうところが簡単じゃない。

本人　そうです、その通り。

治療者　病気じゃなかったら、こんなことを考えずに生きていられたんですよね。

本人　……。

治療者　先に進むのはたいへんなことだと思います。
本人　……。
治療者　なかなか先に進んでいけないという感じがありますか？
本人　わかりません。
治療者　診断されたときにいろいろなことが止まったという感じでしょうか？
本人　どうかな。
治療者　そういう人の診察を経験します。でも時間が経つと戻ってくるって言ってました。
本人　戻る？
治療者　自分の気持ちが本来のところに戻ってくるという意味だと思います。
本人　そうですか。
治療者　そう言われてみたら、そうなりそうな予感ってしませんか？　すこし時間が経てば戻ってくるような、そういう予感がするようだと私も安心なんですけど。
本人　自分じゃない。
治療者　現実じゃないような感じがある？
本人　わからない。

治療者　診断を聞いた日から景色が違って見えた人もいます。

本人　自分に戻らないといけないんですよね。

治療者　戻らないといけないというふうに考えないほうがいいです。無理をして戻ったとしても、それは戻ったことにならないから。戻るときがきたら自然に戻ってくると思います。

本人　戻る努力には意味がないっていうことですか？

治療者　自然に戻ってくるプロセスが大切なのだと思います。今は今の自分でいいんだと思ってくれていいんです。心の中には戻る力があるので。それが自然に舵を切ってくると思います。

本人　ただ待つんですか。

治療者　あなたの中で大きな力が動くことが必要で、それは小手先ではどうしようもないことなのだと思います。

本人　できることが今はないということ？

治療者　タイミングがきたときに行動を起こせるように体調だけは整えておきましょう。朝起きる時間は規則正しく、気分の良し悪しは問わずに淡々と日課をこなすことが今はよいのだと思います。

本人　それだけですか。

治療者　大切なことです。

しかしその後1年経っても本人の状態は変わらなかった。待ちきれなかった両親が服薬（アルツハイマー型認知症の治療薬であるコリンエステラーゼ阻害薬）を勧めた。その後、ボランティアに参加するようになったが、自分から行動を起こすことはなかった。告知が心的外傷になったのであろうか。彼の中にあった「認知症」や「アルツハイマー病」のイメージが致命的に作用したのであろうか。そうであれば強引に社会参加を勧めても本人の心に歪みが生じるだけだと私は思った。

その後も定期的に来院し、とりとめのない会話をして帰っていく。依然として不安が焦点を絞っていなかった。本人はいまだに生きる意味や生きる理由が判然としないことを苦しんでいるように見えた。しかし下を向いて部屋を出ていくことが多かった以前に比べ、前を向いて部屋を出ていくことが増えた。

もう、無理

その74歳の女性はもともとしっかり者で、夫は「自分は仕事のことだけを考えて、家の中のことは妻の言う通りにしておけば万事間違いなかった」と言う。

診断は軽度のアルツハイマー型認知症であった。家事はほぼ従来通りこなしていたが、記憶障害は目立った。診察室では夫が本人の失敗のエピソードを次から次へと話した。本人はずっと黙ってうつむいていた。

そのような夫に私は次の説明を繰り返した。認知症の人は自信を失いがちで、意欲が下がったり落ち込んだりすること、だから失敗しかけたときは周りが手伝うか、代わりにやってあげるのがよいと説明した。

治療者　ご主人はどんなふうにおっしゃるのかな？
本人　叱るんですよ。言ったことをやってないって。
治療者　言われたことを覚えています？

本人　言われてみると、そういうことを言われたかなって感じはするんだけど。

治療者　忘れるのは症状だから仕方ないですけど。

本人　注意していても忘れます。

治療者　ご主人の言い方は昔と変わらないですか？

本人　もともと頭ごなしに言う人だから。

治療者　昔からそう？

本人　そういうところがあった。

治療者　正直な気持ちは？

本人　もう少し優しくしてほしい。

治療者　自分はもうダメだと思っちゃうって言った人もいました。

本人　私もそうです。

治療者　しばらく立ち直れないって言ってました。

本人　私は半日立ち直れない。

治療者　ご主人はなんで叱るんだろう。

本人　前からですから。

治療者　でも前は傷つかなかった。

本人　はい。

治療者　今は違う。

本人　傷つきます。

治療者　どうしてですかね。

本人　落ち込んでいるから。

治療者　どうして？

本人　忘れるから。

治療者　傷つきやすくなっている？　だから叱らないでほしいって思う。

本人　そう。

治療者　ご主人、叱らなかったらいいのにね。

本人　そうです。

治療者　しつこくてごめんなさいね。なんで叱るのだと思います？

本人　さあ。

治療者　認知症が病気だということがわかっていないのかな。

本人　そんなことないと思います。

治療者　病気だとわかっていても叱ってしまう？

本人　そうだと思います。

治療者　叱ったあとに何か言います？

本人　言い訳はしませんけど少し優しくなります。全然足らないけど（苦笑い）。

治療者　ご主人は言ってから後悔しているのですかね。

本人　どうでしょう？

治療者　ホントは叱らないでいたいと思っているかも。

本人　じゃあなぜ叱るんですか？

治療者　あなたがとても頼りになる人だったから？

本人　そうですか？

治療者　何でもできたあなたの姿が忘れられない。

本人　今の私を認めてほしい。

治療者　そうですね、でも、みなさんなかなか変われない。

本人　困ったわ。

治療者　あなたを非難したいわけではない。

本人　わかっています。

治療者　でもなぜか言ってしまう。

本人　前と違うことが許せない？

治療者　そうかも。あなたは自分に対して、どう思っていらっしゃるの？

本人　それはもう情けない。

治療者　どうして？

本人　あたりまえのことができないから。

治療者　許せない？

本人　許せない。

治療者　ご主人と同じということ？

本人　……。

治療者　ご主人の想いは、あなたと同じ？

本人　……。

治療者　あなた以上にあなたを頼りにしていた。これからもずっと頼りにしていきたかった。

本人　もう、無理。

治療者　ご主人も気付き始めているかな？

本人　時間が経てば変わるかしら？

治療者　きっと変わると思います。

その一方で、夫との対話では本人の今の状態についての理解を繰り返し促した。後日、本人は、この数カ月間で夫が徐々に変わってきたと言った。夫の無理解を嘆くことが減り、本人は自分の失敗を多少なりとも客観的に報告できるようになった。本人も夫も、ともに少しずつ認知症を受け入れ始めたと思った。

本人は気にしない

その78歳の男性は63歳で出版社を退職し、妻と気ままに暮らしていた。業界で語り継がれる仕事をした人であった。近所に住む「しっかり者（本人述）」の妹は2、3年前から本人のもの忘れを気にして頻繁に本人宅を訪れていた。今回の受診は妹が勧めた。妹は診察室に入るなり本人のもの忘れや生活場面での失敗を次々と列挙した。家で「ぼんやり横になってばかりいる」ことや、散歩や趣味を勧めても「全然やろうとしない」ことを嘆いた。一方で、本人の妻はほとんど口を開かなかった。夫を優しく見守っているようにも、妹に遠慮しているようにも見えた。神経心理検査はMMSE：17点、FAB⑤：12点であった。

この日は妹と妻を退室させて本人と二人で話した。私の目をじっと見つめて話す本人の様子は、一定の注意力や集中力を感じさせた。検査では中等度の認知機能低下が見られたが、実生活での現実検討能力は検査結果から受ける印象よりずっと高いのではないかと考えられた。

治療者　あなたが落ち込んだり自分を責めたりしないか心配です。

本人　先生、私は大丈夫です。

治療者　妹さんは容赦なく非難しているようですが大丈夫ですか？

本人　女房は先生の話を半分もわかっていないと思います。私も同じようなものです。でも妹はちゃんと理解していると思います。だから妹からいろいろと言ってもらったほうがいい。

治療者　妹さんの言い方はかなり強い言い方であなたが傷ついていないかと。

本人　いいえ。

治療者　私の心配のしすぎですか？

本人　私はこのくらいでいいんです。妹がしっかり言ってくれるくらいが。

治療者　大丈夫ですか。けっこうな言われようだと思いました。

本人　いいんです。これで。

治療者　今のままで？

本人　大丈夫です。

治療者　もしかしたら昔から？

本人　そうですね、私はのんびり屋ですから、しっかり者の妹はいつも私を叱ってくれました。

治療者　私の治療の方針はわかってもらえてますかね。

本人　はい。

治療者　あなたが自信を失わないようにしたい。今していることを続けていってほしい。

本人　はい。

治療者　ただ、できないことを妹さんが無理に要求するのはよくありません。

本人　大丈夫ですよ、心配いりませんって（笑）。

治療者　では今回はあなた一人で診察をしましたが、次回からは妹さんや奥様と一緒でもいいですか？

本人　大丈夫です。ご配慮をありがとうございます。

本人は診察室でも終始笑顔であった。リラックスしていた。深刻さを感じなかったが、それは病識がないのとは違い、認知症か否かが本人にとって重大事ではなかったのであろう。認知症でもどうにかなると漠然と思っていたのかもしれない。好ましいことだと思った。

〈妹について〉

その後の診察で、本人（兄）に対する妹の尊敬の念を感じた。妹にすれば尊敬する兄だからこそしっかりしてほしい、日課や家のことをもっとしっかりできるはずだと信じていたのかもしれない。

認知症の本人と家族との関係はじつに様々である。妹の発言に傷ついていると思った私は取り越し苦労をしたのかもしれない。それは長い時間をかけて自然にできあがった兄と妹のコミュニケーションの形かもしれないと思った。私に本人と家族との関係に対する偏見があったかもしれない。

（5）FABはFrontal Assessment Batteryの略である。前頭葉の機能を見る検査で、言語能力や行動のコントロール能力を見る問題が含まれる。11点以下の場合に前頭葉機能の低下が考えられる。

忘れるけど読んでいる

その女性は85歳であった。アルツハイマー型認知症と診断された。大きな書斎がある家に三世帯で住んでいた。本人だけでなく家族全員が読書家であった。天井近くにある本を脚立に乗って取ろうとして転落し腰を痛めたことがあった。それ以来書斎に入ることが減った。

認知機能検査（ＭＭＳＥ：18点、ＡＤＡＳ－ｃｏｇ：24点）から中等度の認知症と考えられたが、読書は長年の習慣で継続していた。読書中に感動して涙ぐんでいる様子も昔と変わらないと娘は言う。

治療者　活字を追うというのはやはり能動的な作業ですから、それは誰にでもできることじゃない。しっかりしておられると思います。

本人　長編はだめ。短編やエッセーばかり。でも読んでもすぐ忘れちゃう。言っている意味がわからないと、難しいんですよ、最近の本って。

治療者　長編読めなくなったのはさみしい？

本人　やっぱりね。

治療者　長編は短編より長い分、感動も大きいですものね。

本人　昔は長編ばかり。最後がね、やっぱり（微笑む）。

治療者　ときどき挑戦するんですか？　長編。

本人　でもダメ。

治療者　昔読んだ長編なら楽しめるかな？　ストーリーもわかっているし、でも新鮮じゃないかな。

本人　昔読んだ本と区別がつかなくなる。1回で読み終えないから。

治療者　いつか、また読めたらいいけど。

本人　だめでしょ。それはわかる。

治療者　ごめんなさい。

本人　だから短編。

治療者　かりに忘れても、そのときに楽しむことが一番ですね。

本人　1回読んで、忘れてまた同じ本を読んじゃったりします。

治療者　昔もいい本は何回も読んだのではないですか？

本人　でも、そのつもりじゃなくて読んじゃうのはね。

治療者　でも、1回読んだ本は、また次読んだら、なんか読んだことあるなって感じませんか？

本人　ええ、何となく。

治療者　詳しいところまでは思い出せなくても、読んだって感じるでしょ。

本人　思いますね。

治療者　記憶に残っているってことですね。ああ、これ読んだって思い出すのは若い頃もあったと思います。記憶になかったら、そういう経験はない。だから、読んだことは記憶に残っている。

本人　じゃあ、そんなふうでもいいんですね。

治療者　もちろん、もちろん。忘れてもそのときに味わうことが大切。あなたはその瞬間を味わえている。味わった分だけ気持ちが豊かになる。そして豊かになった経験は自分で説明できなくてもきっと失われないと思います。

その後、女性は書斎で本棚の本をじっと眺めていたことがあった。夜中に一人でじっと立っている姿に家族は驚いたが、体調の変化もなく表情も悪くなかった。そして数日後、久しぶりに本屋に行きたいと娘に言い、本屋に行ったら時間をかけて1冊の本を選んだ。

文字を追って理解することは脳に負荷がかかる行為である。読書が継続できる人はもともと読解力の高い人かもしれない。認知症に罹患してから新聞を読んでいるだけで頭痛がしてくるという人もいる。読書をこれからも継続してほしいが、認知症の進行予防を目的にはしてほしくない。味わうために読まなければ本末転倒である。

注意できる立場じゃない

71歳の主婦は、娘と娘の夫と孫と二世帯で暮らしていた。柔らかな物腰であったが、受け答えに芯の強さを感じさせた。診断は軽度のアルツハイマー型認知症であった。最近の検査ではMMSE：20点、ADAS-cog：14点であった。最近は症状が進行し、食事の準備や掃除・洗濯などを自分で行うことが難しくなった。家事の最中に別の家事を思いつくのか、途中で放置することも増えた。本人も自信をなくしていた。

キャリアウーマンの娘は家事を手伝ってくれることをありがたく思う反面、仕事に忙殺され一刻も早く家事を終えたいときは母の失敗や手際の悪さにイライラした。ただ役割をもつことが認知症の療養上好ましいことだということも理解していた。

本人　娘がやってる家事が気になるんです。

治療者　娘さんを信頼していらっしゃるんですね。

本人　なんでもまじめにやる子なんですけど、家のことは得意じゃなくて。

治療者　お母様は手際がよくて、しかもていねいなので、娘さんの家事が雑に見えてしまう？

本人　例えば食事ですね。子供たちに食べさせる食事。

治療者　品数が少ない？

本人　そういうこともあるし、なんかあんまり考えていない感じで。性格的にそういうところがあるから。

治療者　見ていてどんな気持ち？　一人前の女性に育てられなかったのではないかとか？

本人　娘をちゃんと仕込めなかったっていうこと？

治療者　それとも娘さんと結婚をした、その旦那さんに対する気持ち？

本人　申し訳ないっていう気持ちがあるでしょうか。

治療者　子供に対してかな？

本人　そう、子供がちょっと可哀そうだって思います。はじめ一緒にやってたんですけど、3食とも。やっぱり一緒だと、あたるところがあるから。

治療者　あたるって？

本人　それで別々にしたんですけど。煮物とか魚とか。お魚はあまり食べないから。主にお肉ばっかりになってるから。

治療者　そうか。メニューで意見が違った。

本人　違ったんです。

治療者　そのことを言うと、あの娘さんの性格だと嫌がるかな？

本人　ええ、洗濯なんかも、やりきれないで置いてあると、そういうのをしたり。

治療者　はい。

本人　孫たちの布団を干してあげたりするんですけど。

治療者　なるほど。

本人　前はよくやってたんですけど、それがちょっとあんまり体調の具合でできなくなったんですね。

治療者　なるほど。

本人　だから娘を注意したりできる立場じゃなくなっちゃって。

治療者　手本見せたいですね。

本人　……。

治療者　悔しいですね？

本人　そうでもないけど。

治療者　アドバイスするの遠慮しちゃいますね。娘さんがお母様のアドバイスを参考にできたらいいのにね。

本人　なかなかね。

治療者　体調を悪くしている人の言うことなんて忙しい娘さん聞いてる余裕がないかな？　娘さんの気持ち、わかります？

本人　そうよね。

治療者　口には出さないでしょうけど、でも、ありがたいって娘さん思っているんじゃないかな。

本人　そうですか。

治療者　頑張ってくれることはありがたいって、娘さんも心の中できっとちゃんとわかっていると思いますね。ただ、なかなかね、口に出してね。

本人　そう思ってますかね。

主婦の先輩として娘に助言したかったが、現実には足を引っ張っているという負い目から言えなくなっていた。アドバイスすることができれば本人にとって好ましい影響があると思われた。「お母様の助言を聞く余裕があるときは、ぜひお母様から教えてもらってくれないか」と本人のいないところで娘に何度か話した。

しばらくして本人の状態が改善してきた。診察時の表情も生き生きとし、家で手をつける家事が増えたという。人は必要とされなければいけないのだと思う。

よくなるところと、そうでないところ

治療者

周りは頑張れって言いますか？

本人

何をしてもよくならないところと、
よくなるかもしれないところが、
どこかわからないんですよ。

娘は娘で一生懸命です

その83歳の女性は軽度認知障害（ＭＣＩ）または軽度のアルツハイマー型認知症と考えられた。認知機能の低下は年齢を考慮すれば顕著なものではなかった（ＭＭＳＥ：25点、ＦＡＢ：12点）。十数年前に夫を亡くしてから深夜までテレビを観るのが習慣になった。食事はずっと以前から朝と夕の2回だけであった。一人暮らしを心配した娘が2カ月前に自宅に同居させた。娘は母の部屋を用意したが、一緒に暮らすことで互いのライフスタイルや生活リズムの違いが鮮明になった。

治療者　朝起きて体を動かすんですって？

本人　そうです、やっぱり起きたばっかりは体が動かないので。

治療者　体操ですか？

本人　それほどのものではありません。手や足をこんなふうに動かすんです。

治療者　気持ちよさそう。

本人　そのあとに娘に声をかけるんです。

治療者　起こしてあげるんですか？

本人　いえ、私は起きてるよって、こっちから言うためです。

治療者　へえ。

本人　でないと娘が起きてきて私の部屋に確認に来ていろいろと面倒だから（笑）。

治療者　なるほど先手を打つんですね。でないと娘さんからいろいろと指示があるんですね（笑）。

本人　ありがたい指導がね（笑）。一緒に住んでから薬も娘が預かってる。かえって面倒（笑）。

治療者　それまでは自分で飲んでました？　ときどき忘れたから娘さんが？

本人　忘れましたけどね。

治療者　認知症の薬は8割から9割飲めればいいですよ。ほかにも注意を？

本人　ガスは心配だから使っちゃいけないって。

治療者　使っちゃいけないって言われたのをちゃんと憶えている（笑）。

本人　ショックでしたから。ショックなことは忘れない（笑）。

治療者　一人で暮らしていたときは？

本人　（ガスの使用を）してましたけど。

治療者　ダメって言われた？

本人　消し忘れるって。

治療者　さみしいですか？

本人　食事は3回しないといけないとか。

治療者　一人暮らしだったときは？

本人　朝と夜だけ。昔から。

治療者　朝は？

本人　パンとスープ。

治療者　夜は？

本人　ご飯とおかず。

治療者　ずっと？

本人　夫がなくなってから。

治療者　20年くらい。

本人　先生、3回食べないとダメですか？

治療者　最近は3回食べるの？

本人　娘が用意してくれるから。
治療者　お昼は温めて食べるんですか？
本人　お腹がもたれます。
治療者　そう、ずっと2回で、これといった病気もなくやってきたなら2回でいいと思います。私から娘さんに話しましょうか？
本人　2回しか食事をとらないので栄養不足でボケたって娘が言うんです。
治療者　娘さんは？
本人　管理栄養士。
治療者　ああ、でも本気で3回じゃなきゃいけないって思ってはいないと思います。
本人　そうかしら。
治療者　ほかに気になるのは？
本人　早口で言われるとわからないんです。娘、早口なんで。
治療者　ついていけない？
本人　はい。
治療者　ゆっくりなら。

本人　わかります。

治療者　私の話し方は？

本人　なんとかついていけます。

治療者　でもちょっと早いですね。間をおくようにします。

本人　早口だと責められている感じがします。

治療者　そうなんですね。

本人　自分の親が「落っこちていく」のが許せないのでしょうね。

治療者　許せない？

本人　何かあったら自分のせいだと思うのでしょうね。

治療者　私から娘さんに言いましょうか、そのこと。

本人　ええと、今はちょっと待ってください。

治療者　待ちます。

本人　すみません。娘は娘で一生懸命ですから。

保護されることは一人前として扱ってもらっていないということでもある。認知症では、様々の点で周囲から注意されることが増えるが、自分から意見したり相談にのったりすることは減ってしまう。その意味で、今回のように家族への対応について本人と相談し、本人の意見を尊重することは、自己効力感を高めることにつながると考えられる。

もの盗られ妄想

「もの盗られ妄想」は物を置いた場所を忘れるという記憶障害と関連して生じることが多い。内容から被害妄想に分類することも可能であるが、統合失調症や双極性障害における妄想と異なり、本人の性格や周囲に対する想いからその経緯を少なくとも部分的に理解できることが多い。また周りに理解してもらうことを諦めている人もいれば、周囲を懸命に説得する人もいる。

71歳の女性は息子夫婦、孫と暮らしていたが、もの忘れが目立ち始めた頃から、物をなくして捜すことが増え、誰かが盗んでいるとこぼすようになった。なお、息子の妻が盗ったと発言したことがあった。

その日は本人と私の二人で話した。

治療者　お気を悪くされるでしょうが、私は本当は盗まれていないって思っているのですよ。申し訳ありませんが、あなたの考えを疑っているんです。それはあなたも感じていらっしゃると思います。でも、そんな私をあなたは説得しようとしないのですね。

本人　……（やや硬い表情であった）。

治療者　もし私にそんなことを訴えたら、私から反論されるような気がするのですか？

本人　……。

治療者　今までそんなことはないって周りから何度も説得されてきたでしょ？

本人　……。

治療者　もう訴えてもどうせ信じてもらえないと思って諦めていますか？

本人　……。

治療者　でも、もしかしたら自分でも心のどこかで勘違いかもしれないって思っているのではありませんか？

本人　……。

治療者　どっちかわからないのではないでしょうか？

本人　……。

治療者　だってあなたが今までずっと信頼してきた人まで違うって言ってますものね。

本人　はい。

治療者　違うかもしれないと思いませんか？

本人　わかりません。

　もの盗られ妄想の当初の治療目標は、本人が疑ってしまう自分を少しでも客観視することである。

受　容

本人

病気を受け入れられるとか、受け入れられないとか、
そんな単純な話じゃないんですよ。
自分の中にだっていくつもの自分がいるんですから。

自信が戻ってきたかな

75歳の一人暮らしの女性。専門学校卒業後に運送会社の経理に就職し、定年（60歳）後も再雇用で働いた。受診したときは仕事が思うようにできず休職していた。幼馴染みの友人に勧められての来院だったが、本人も今の自分は以前と違う、どこかおかしいと感じていた。本人の様子に私は切実さを感じた。

友人によると周囲への気遣いが絶えない人で、しかも行動的で仕事を含め家のことをなんでも一人でこなしていた。しかし、最近は些細なことまで人に相談するようになったという。初診時のMMSEは25点であった。

初診と2回目の受診（2週間後）の、友人も同席した対話を示す。本人は詰まりながらも自分で言葉を探し続けた。

〈初診〉

治療者　（本人に）今日は、あなた自身が必要だと感じて来てくれたのですか？

友人　私ほど感じていないと思います。自分で買い物に行かなくなりましたし、食事もしているかどうか、体重も3kgくらい減ったらしくて。

治療者　(私の質問は本人に向けたものであることを身振りで友人に示した)。

本人　はい、病院に来たほうがいいと思いまして。

治療者　今のご自分は、どんな感じですか？

本人　よくわからない。

治療者　病院に来てよかったかどうかわからないということ？

本人　……。

治療者　今の自分の状態がどういう状態かわからないということ？

本人　そう。いろいろなことが。

治療者　漠然としている？　いろいろなことが曖昧な感じ？

本人　わからなくて。

治療者　どんなことがわからないの？　例えば？

本人　いろいろなこと。

治療者　ご飯食べていても、お風呂入っていても、このやり方でいいのか考えてしまうとか。

本人　……。

治療者　本当はもっとちゃんとしたやり方があるのではないかって考える？

本人　そう。

治療者　ご自分で用意してご飯食べられますし、お風呂入れますしね。全部できているのにね。

友人　できないわけじゃないんです。

治療者　手ごたえがない？

本人　……。

治療者　実際にそのことをしているという実感がない？

本人　……。

治療者　今までしていたことが手につかない？

本人　……。

治療者　ちゃんとできているか自信がない？

本人　そう。

治療者　たまたまできたような感じ？　本当にそれで合ってるのか間違ってるのかわからないようだな。

本人　そう、そう、そうです。

治療者　心配ですよね。

本人　不安です。

治療者　これからのことも？

本人　（うなずく）今まで一人でやってきたけど今は誰かに相談しないとできない。

治療者　いや、相談できるのはとてもいいことです。大切なこと。

本人　そうですか？

治療者　ホントに不安が強くてわからなくなっているときは、相談する余裕がありませんから。

本人　そうなんですか。

友人　それからエアコン消したか、戸締まりしたか、何度も確認しているみたいです。

治療者　そうなんですね。

本人　そう。

治療者　きちんとしているのは性格ですか？

本人　……。

治療者　これからの検査で、万が一認知症ということになっても、何もかもできなくなるわけではありません。診断がつく前もついたあとも同じあなたですから。そして自分がわからなくなることも決してありません。それを覚えておいて。

本人　……。

治療者　（友人に）どうせ忘れてしまうだろうと考えるかもしれない。しかし本人にとって重大なことは覚えていることが多いです。かりに本人がそれを説明できなくてもね。

友人　……。

治療者　（本人に）今、自信をなくしているでしょ。そのために、できるはずのこともうまくいかなくなっているところがあると思います。でも気持ちが落ち着いてきたら、うまくいくようになります。あなたもそんな予感がしませんか？

本人　そうだと嬉しいんですけど。

治療者　今知っておいてほしいことは「気持ちが落ち着いてきたら、今よりずっといろいろなことができるようになる」っていうこと。それを覚えておいてほしいのです。

本人　はい。

〈2週間後の再診〉

（しばらく検査結果の説明をしたのち）

友人　本来の本人に近づいてきたって感じ。（本人も）言ってました。声の張りも、自信が戻ってきました。

治療者　（本人に）本来の自分に戻ってきた感じですか？

友人　まだ薬はこれからなのにね。

治療者　どういうところが戻ってきた感じ？

本人　何かをするために戻ってきたんじゃない（特定の家事ができるようになったわけではないという意味であろうか）。

治療者　……。

本人　どういうところって……、ない。

治療者　そういうんじゃなくて、気持ちが戻ってきた感じ？

友人　日課のようなことをしているときは元気なときと同じだと思います。ただ込み入ったことになると難しい。

治療者　全体として元気なときに少し近づいた感じですね。

本人　そう。

治療者　（本人に向かって）何がよかったんだろう？

本人　少し安心した。

治療者　なんで安心できたんでしょう？

友人　病院に来る前、何度も「大丈夫？　大丈夫？」って私が聞いてた。

治療者　ああ、それはあまりよくなかったかもしれない。「あなたは周りで見ていて心配な状態にある」というメッセージになりますし。「あなたは周りをこんなに心配させてる」っていう意味にもなるので。

本人　病院はいいところだと思った（笑）。

治療者　それはよかった（笑）。病院は怖いところだと思っていた？（笑）。

本人　怖いところ、でも治さなきゃいけないからがまんした（笑）。

治療者　慣れてきたんですかね？

本人　みんなが心配してくれる。

治療者　それがわかったってこと？

本人　はい。

治療者　安心につながった？

本人　そうかも。

治療者　認知症はね、周りの人が心配するのは、もの忘れや薬やデイケアのことばっかりで、本人の気持ちが置いてきぼりにされる病気なのですよ。

本人　認知症になったときは怖かった。

治療者　さみしさは？

本人　わからない。

治療者　でも友達がいてくれる。

本人　それが安心。

治療者　やっぱり自信が戻ってきたのかな。

本人　まだ自信はない。忘れるのはダメ、それは本当にダメ、全然よくなっていない。

治療者　そうですか、でも、少し自信が戻ってきたら、前よりきっと思い出せるようになると思います。

本人　やっぱり自信が戻ってきたのかな。

半年ほど通院したあと、生まれ故郷に戻り親戚の近所で暮らすことになった。さらに半年後、元気でやっているという手書きの手紙が本人から届いた。万年筆で書いた楷書の文字は力強かった。

家族の態度

本人

私がつらいのは、認知症になったことではなく、
それによって家族を失ったことなんです。

補稿1　対話の意義

対話の手順や方針（考え方）と呼ぶべきものを私は整理しておきたかった。それらについて徒然なるままに「補稿」として記した。

「認知症になると何もわからなくなる」といった偏見は、認知症の人自身に向かう偏見でもある。認知症になったことを理屈ではわかっていても情緒的に受け入れることはじつに難しい。また認知症になったことを素直に悲しんだり悔しがったりすることができないことも事態を深刻にしている（認知症の人の悲しみや悔いを聴こうとする家族や専門職がほとんどいない）。

「なぜ自分はこの病気にならなければならなかったのか」という嘆きを聴いたことのある専門職がどれだけいるだろう。われわれ医療・福祉専門職はこうした苦悩をきちんと受け止めることができていない。当事者が苦悩を言葉にすることのできる雰囲気がつくられていない。

そうした想いを言語化するだけでも苦悩は緩和されるはずである。それは認知症に伴う行動心理症状（ＢＰＳＤ）を防止することにもつながると考える（もちろん医療やケアは行動心理症状を軽減するために行われるべきではなく、認知症の人と家族の生活の質を向上させるために行われるべきである）。

それぞれの認知症の人の苦悩はその人の人生観や疾病観と密接に関連するものである。同じように見える人生上の出来事も生活上の苦労も人によってその意味や重さは異なる。見立て違いや読み間違いを繰り返しながら改善への突破口を探すという私と認知症の人の共同作業の対話が、本人を心理的に支えると考える。また私が苦悩をただ受け止めることしかできなくても、対話によって多くの人は何らかの力を得られると思う。認知症の人は困難な時間をあらためて生きようとするのである。

こうした対話は私の医療行為の中で、もっともやりがいを感じる部分である。ヴェルドン[6]（2021）は、量的尺度が、臨床行為による効果や収益性を評価できる唯一の指標であるかのようにもてはやされ、個々のケースの特異性や複雑さが脅かされると指摘した。思考が侵食されて、仕事をする喜びまでもすり減らされてしまうのは、ゆゆしきことであるとした。そして大塚[7]（2021）は、「本人の想いや心情・心理などの主観的で評価しにくいものにアプローチする自分が優位なほうが、結局は本当に役に立てる専門職になれるので、仕事の満足感がより高くなる」と振り返っている。

医療やケアは病気や症状に向けられるものではなく異なる人生を生きるそれぞれの人に向けたものであることを忘れたくない。それこそが専門職の人生の質とプロフェッショナリズムを高めると思う。

---

(6)ブノワ・ヴェルドン．堀川聡司，小倉拓也，阿部又一郎訳．こころの熟成―老いの精神分析．白水社．2021

(7)大塚智丈．認知症の人の心を知り、「語り出し」を支える：本当の想いを聴いて、かかわりを変えていくために．中央法規出版．2021

認知症の人と家族との対話　1

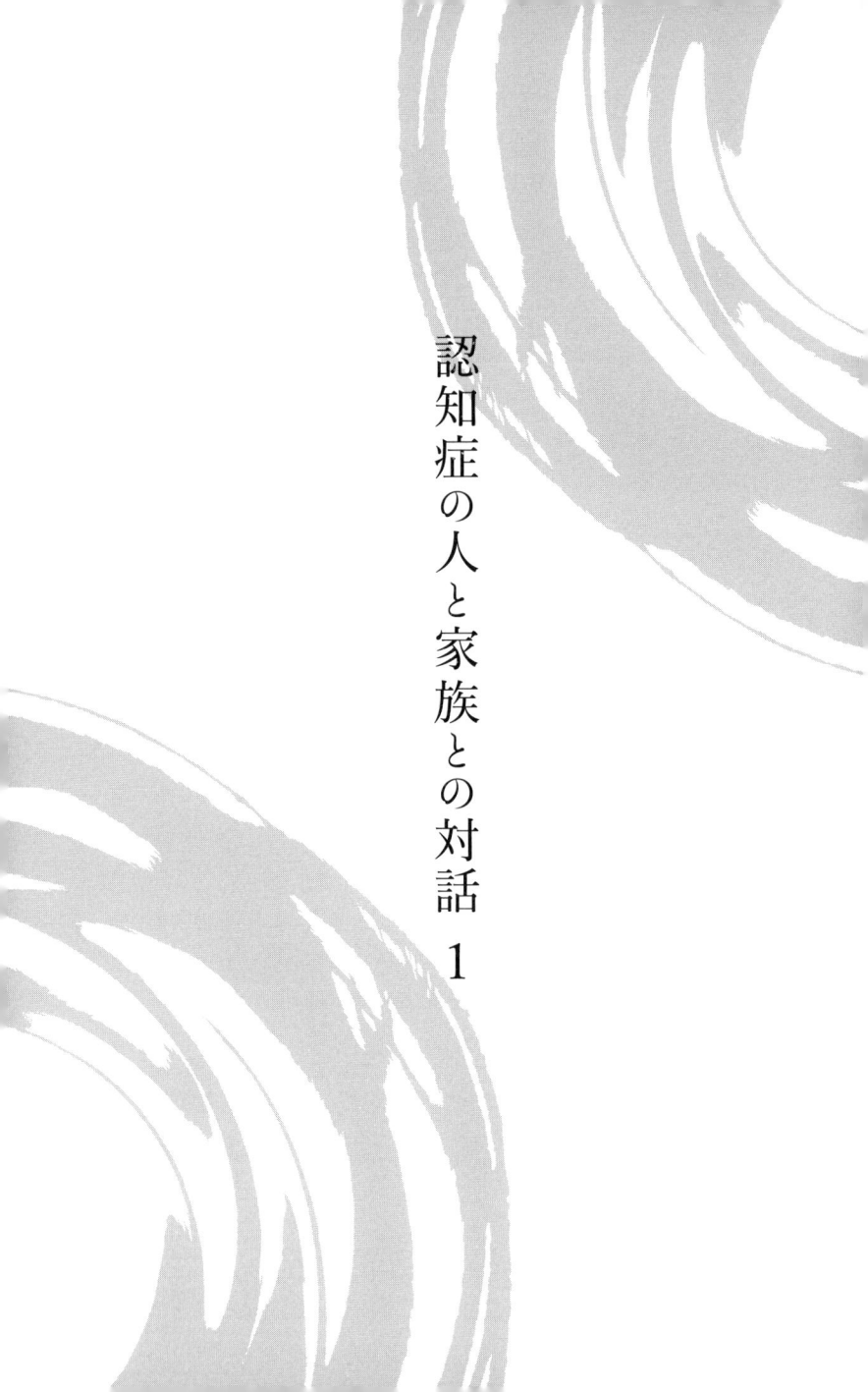

みじめ

78歳の男性は、アルツハイマー型認知症ないし嗜銀顆粒病（嗜銀顆粒性認知症[8]）が疑われた。神経質で気の小さいところがあるが、しっかりした姉さん女房に支えられ明るく振る舞っていた。コリンエステラーゼ阻害薬による治療を開始してから時間が経っていたので治療の継続についてあらためて相談した。

本人、妻との対話を示す。

治療者　この2カ月、元気にしていらっしゃった?

本人　まあまあね。でも進んだ感じがします。

治療者　病院に通っていると、もの忘れや失敗などの症状に嫌でも関心が向きます。できたことよりできなかったことばかり気になります。それでみなさん悪化したと感じるようです。でも検査をすると意外に変わっていないことが多いです。

本人　ああ、こんなことも失敗したんだってね、がっかりする。不甲斐ないというか。

治療者　失敗のような嫌なことは忘れられたらいいのにね。そもそもこの病気は忘れっぽいんだから。

本人　何を失敗したのって聞かれても答えられない。でも何度もがっかりしたような気がするんです。たぶん何度も失敗したんだろうなって。

妻　そうよ、失敗ばっかり（笑）。

治療者　情けない感じですか？

本人　みじめな感じ。

治療者　それを聞くと胸が痛みます。でもそう感じるのはあなたがしっかりしているからです。自分のことを把握しているあなたは昔と変わらないあなたということ。認知症でないあなたがちゃんといるということです。

本人　……。

妻　つい言っちゃう。言っちゃいけないと思って言わないようにしてるけど、言っちゃう。同じような間違いを繰り返すと言っちゃう。

治療者　（本人は）顔も姿も元気なときと変わらないからね。話し方も何もかも元気なときと同じだから、そう思っちゃいますね。できるんじゃないかって。それは避けられないことなんだと思います。

妻 でも先生は言わないほうがいいって。

本人 （妻に）俺はけっこう傷ついてるんだよ（苦笑い）。いつも。

妻 この人は神経質だから、私はおおざっぱ、あっはっは（笑）。

治療者 ご本人がもの忘れしても、それは症状だからやむを得ないって優しく見守って代わりに覚えておいてあげるって言う家族もいる。普通できない。すごいね。でも、その人も初めはできなかった。それができるのは、ご本人の忘れる姿を時間をかけて受け入れたからだと思います。だって、忘れてばっかりいる本人を許すということは、もの忘れする本人でもいいと諦めることでもあるから。そんなに簡単にできないでしょ、大切な人ほど。だから本人を想う気持ちが強いほど許せない。

妻 だから言っちゃうんですかね。

本人が自分の気持ちを話せるようになるのに1年かかった。対話で徐々に笑顔が見られるようになり（冷笑的ではあるが）冗談を言うようになった。この頃には、本人が失敗しやすいところを家族が把握し、どういうタイミングで手助けをすればよいかがわかってきた。家業の手伝い（雑貨店の在庫管理）もある程度行えるようになった。

この人は自分に関して「みじめ」という言葉を使った。自分を痛々しく哀れに感じたのであろう。一方、着替えや洗面・整容といった基本的な日常生活動作（Basic activity of daily living：Basic ADL）はなんとか自立していた。

私とこの人との対話には妻が同席している。家族が同席しないほうが本人が自分の気持ちを素直に表現できるかもしれない。家族に対する陰性感情も表現できるかもしれない。しかし家族が同席することは、本人の苦悩を家族が理解する契機になるというメリットもある。家族の同席は「状況をすぐに確認できて安心」と、この症例では本人の希望であった。それぞれの人のそれぞれの病気の段階にあった対話のやり方がある。

（8）アルツハイマー型認知症は脳にタウ蛋白だけでなくアミロイドも沈着するが、嗜銀顆粒性認知症ではアミロイドが沈着しない。そして、アミロイドが沈着しない嗜銀顆粒性認知症のほうがアルツハイマー型認知症より進行や悪化が緩やかである。

自分が嫌になります

娘　嫌になります、自分が。

治療者　お母様を叱る自分が、ですか。

娘　他人の前では言えないほど汚い言葉で。

治療者　そんな自分を、許せないと。

娘　……。

こうした家族ばかりではない。

治療者　ご主人は優しいですね。

本人　失敗ばかりでも許してくれる。

治療者　それができる家族はなかなかいないです。

本人　そうなんですね。でも。

治療者　はい？

本人　さみしいです。

治療者　他人行儀だから？

本人　いや、そういうわけじゃないんですけど。

治療者　遠くに感じる？

本人　はい？

治療者　障がい者として見られているとか、そういう。

本人　それが近いですかね。

がまんできない

その84歳の女性は脳血管障害を伴う中等度のアルツハイマー型認知症であった。近隣の住人の無神経な言動を診察のたびに嘆いた。本人の何度も繰り返されるそうした訴えを娘は止めなかった。以前に私が止めるのを制したからであろう。

本人、娘との対話を示す。

治療者　娘さんに確認したいと思っても、その2回を1回にするとか、3回を1回にするとか、がまんしているのですか。

本人　……はい。

娘　……。

治療者　でも、以前は意識しないで話していたわけですよね。それを話さないようにするなんて難しくないですか。していたことを止めるなんて。

娘　私も、それはそう思うんですけど、あまりこだわって同じ話を何遍もされると、返事がめんどうくさくなっちゃうんですよ。でも、本人は真面目に言ってるから。

治療者　（本人に）それは、自分の心配を娘さんにわかってほしいと思って話すのですか？

本人　そうじゃなくて、ただ、何となくこの子（娘）の顔を見ると。

娘　たぶん話したことを忘れるから、ちゃんと知らせなきゃいけないと思って、同じ話を何十遍も言うんだと思うんです。もともと律儀な性格ですし。

治療者　（本人に）忘れているのですか？　なんとなく「さっき言ったかな」みたいに憶えているような感じもあるのではないですか？（記憶の痕跡が残っていると期待して私はどの認知症の人にもこのように問いかける）。

本人　わからないけど……。

治療者　忘れてないけどホントは伝わってないかもしれないって心配になって何度も話してしまうところがね。

本人　……何遍も話すのが、もう口癖みたいになっちゃって。

治療者　（本人に）ああ、でも娘さんはけっこう聞いていてつらいみたい。……どうしましょうか。聞くのは娘さんの仕事にしないといけないかしら？

娘　楽しい話とか、少しずつでも前に進む話ならいいけど、どうも、そうじゃないので。

治療者　（本人に）考えるところ、一番気になることが、そのときに口をついて出るのではないかと思います。それはやむを得ないところもあるんですけど、もしかしたら、何度も何度も悲しいお話をしてると、もともとは悲しくはなかったのに、だんだんホントに悲しくなっちゃうってこともあるかもしれません。

本人　面白い話をしたらいいんですか？

治療者　例えばの話ね。楽しい話とか、嬉しいこととか、そうしたら心配な気持ちが変わるかもしれない。

本人　そうね。

娘　……。

治療者　すぐにできないかもしれないけど、やってみたらどうだろう。この娘さんだったら、ちゃんと聞いてくれるし、誤解もないから安心でしょ。

本人　はい。

治療者　すぐできなくても、慣れてきたら、変わった自分に気が付くんじゃないかな。

本人　はい。

娘　自分に賛同を求めるんだけども（笑）。

治療者　ああ。

娘　どう考えても、そんなことほっとけばいいのにと思うような、どうにもならないことも、百回ぐらい言ってるんですけど（ため息）。

治療者　そうですか。楽しいお話もできそう？

娘　いくら説明しても、わかんないんですよ。

治療者　（本人に）大丈夫、娘さんはきっと聞いてくれるから。

本人　（娘を見る）。

治療者　なんだかんだ言ったってちゃんと聞いてくれるから。

母と娘は情緒的に深く結ばれていると感じられた。本人には「娘さんはあなたの話をきっといつでも聞いてくれる」と言い続けた。しばらくして本人の愚痴が減った。

認知症の人も認知症でない人と同様に自分の話をちゃんと聞いてくれる人がいると信じられたとき、伝えなければならないと高ぶっていた気持ちが鎮まるのかもしれない。

神経心理検査

会社役員を務める70歳の女性が、1年ほど前から、もの忘れを自覚していた。受診時の神経心理検査はMMSE：30点、ADAS－cog：5点と、検査上は認知機能の低下を認めなかった。しかしその1年後、娘はもの忘れが増えたと感じ、受診に気の進まない本人を再度説得して受診させた。娘の訴えから認知症の可能性を示唆する生活上の失敗は増えている様子がうかがわれた。

本人、娘との対話を示す。

娘　　もの忘れの検査をお願いしようと思いまして。

本人　やる必要はないと思うけど。

娘　　（本人に）でも心配だからやっておいたほうがいいわ。

治療者　心配しているのは娘さん？

本人　そうね。

治療者　（本人に）ご自分ではしっかりしているので、やる必要はないと思いますか？　それとも、万が一悪い結果だったらそれは知りたくないというような気持ちといいますか……。

娘　（本人に）やったほうがいいわ。

治療者　（娘に）ご本人がやりたくない気持ちがあるなら、無理にやることに私は抵抗があります。ご本人に拒否をする権利があってもいいのではないかと思います。今後ずっとやるつもりはないというわけではないかもしれませんし。

娘　……。

治療者　検査を受けるには、ご本人の気持ちの整理が必要でしょう。

娘　認知症なら進行を止める薬があるんですよね？

治療者　娘さんは早く手を打ったほうがいいと考えるのですね。進行を止めるというよりは遅らせる作用。

娘　早いほうがいいですよね？

治療者　一刻を争うというものでもないと思います。それより本人の気持ちを無視して治療を始めてしまうとあとを引くでしょう。この種の薬は飲み始めた人の3分の2の人は1年以内に中断するというデータもありました。本人が気持ちの整理をできないままで治療が始まるのは結果的によくないと思うのです。

娘　……。

治療者　治療を始めることより続けることに意味があると思います。

娘　（本人に）お母さんはしっかりしているし、検査をやって認知症じゃないことを確認するだけよ。

治療者　（娘に）ホントに認知症じゃないと思います？

娘　……。

治療者　お母さんをよく知る娘さんが、ホントに認知症じゃないと思うなら、その判断は正しいでしょうから、検査をしなくてもいいことになる。

娘　……。

治療者　実際に認知症でないなら強引に検査をしてもいいのでしょう。「異常なし」という結果が出て本人は安心するだけですから。それで「ほら、大丈夫だったでしょう」って言える。ただ認知症の可能性があるなら、むしろ慎重に考えるべきだと思います。娘さんは心配しているのですよね？

娘　……。

治療者　（本人に）ご自分のもの忘れは、病気かも知れないと思います？

本人　わかりません。

治療者　ほかの人の話ですが、家族が心配して受診させたけどご本人がどうしても検査が嫌だと拒否されて、でもよくよく気持ちを聴いたら認知症が怖いということがわかった。結果的に検査はせずにお薬を飲み始めました。この人の気持ちってわかります？

本人　……はい、よくわかります。

娘　検査も治療もお母さんのことだからお母さんが決めるべきですね。

治療者　（娘に向かって）お母さんと二人だけで話してもいいですか？

娘　はい。（待合室に）出たほうがいいですか？

治療者　はい。

（娘が退室）

治療者　正直、どんな感じです？　もの忘れのこと。

本人　……。

治療者　ご自分としては、大丈夫そう？　それとも心配？

本人　わからない。

治療者　正直な自分の感覚でいいです。あなたの答えだけで決めませんから。

本人　わからない。認知症なんてなったことありませんし。

治療者　確かに、それはそうですよね。娘さんの意見はどう思います？

本人　心配してくれている。

治療者　心配しすぎですか？

本人　わからない。娘はしっかりしているから。

治療者　心配する娘さんの気持ちもわかりますか？

本人　はい。

治療者　娘さんは認知症かどうかばかりを考えて、あなたの気持ちを考えなかったかもしれない。

本人　いや、私のことを心配してくれています。

治療者　そんな娘さんが、検査をしたほうがいいと言っている。

本人　……。

治療者　もう少し、考える時間をおきましょうか。一刻を争うものではないですし。

本人　……。

治療者　次の診察まで考えてもいいですし。

本人　……。

治療者　わざわざやる必要がないというくらいの気持ちなら、やってもいいしやらなくてもいいというような、どっちでもいいっていうことでしょ。だとしたら娘さんの希望に添ってやってもいいと思います。もし、やりたくない気持ちがあるなら、あなたがその理由をおっしゃらなくても私は先延ばしにしようと思います。

本人　……。

治療者　あらためて相談しましょうか？

本人　先生がやったほうがいいと言うなら、やりますよ。

治療者　そう？　じゃあ、やりましょうか。でも記憶力の検査とかは、年齢の影響が大きいので若い頃と同じようにできないです。覚悟してくださいね。それから気が変わって嫌だと思ったら、いつでも言ってください。……そういえば、検査をやったあとに結果を聞かずに治療を受けたいと言った人もいました。それもアリですね。では娘さんに（診察室に）入ってもらいますね。

本人　先生、検査結果とは別に、お薬始めてくれますか？

本人の前で娘を批判する私の発言は、娘をかばう本人の気持ちを引き出し、娘の意見を受け入れる方向に作用したかもしれない。そうだとすれば適切な発言であったとは言えない。できる限り説得ではなく本人の選択にすべきだからである。

診断

本人

診断を聞いたとき笑いが込み上げてきたんです。
あまりに想像していた通りでしたから。
そのあとは、ずっとぼーっとしてるんです。

デイケア

その73歳の女性は娘と同居していた。診断は中等度（MMSE：12点、FAST5）[9]のアルツハイマー型認知症であった。本人はデイケアを嫌ったが、参加しないことを家族は必ずしもマイナスにとらえなかった。

本人、娘との対話を示す。

治療者　デイケアは会場に行ってもプログラムに参加しないこともけっこうあるんですね。
本人　……。
治療者　あなたを非難するつもりはないのですが。
娘　嫌なことを無理にするのはよくないと思います。
治療者　（娘に）デイケアそのものを拒絶しているのではないと思います。プログラムが自分に合わないと感じたのかもしれない。
娘　そうですね。

治療者　（本人に）あなたの意思表示は悪いことではないと思います。

本人　……。

治療者　そもそも誘われたプログラムについて好き嫌いが言えないなんておかしいですもの。

本人　……。

治療者　本人の自律性というものが言われる時代だから。自分で参加するかどうか決めていいはず。

治療者　（娘に）ただ家族によっては、頭や体を使わないといけないとか、参加しないといけないとか考えてしまうようです。

娘　そのほうがいいですか？

治療者　いや、ご本人がやりたいならいいですが、そうでないなら苦痛になりますし。

娘　本人も嫌なことはやらない人です。

治療者　それでいいです。

本人　自分勝手ですから。

治療者　そんなふうにおっしゃらずに。普通は拒否できないんですよ、嫌でも。だからみなさんがまんしてやっている。

本人　周りを見ているとそうかもしれない。

治療者　拒否できるのはあなたに自信があるから？　もしそうならほかの人にも自信をもってほしいくらい。

本人　そんなことはないです。

治療者　自信ないですか？

本人　そりゃそう。こんなですから（認知症になったこと）。立場が弱いですから。

治療者　昔と比べると？

本人　見るも無残。

治療者　拒否は逆切れみたいな感じ？　ああ「逆切れ」ってわかります？（笑）。

本人　娘がよく言います。

娘　そういう感じじゃないですね。冷静に断ってるようです。

治療者　えらいですね。尊敬します。

本人　……。

治療者　なぜ断れるんだろう？　自信をなくしかけたこともあるけど、これまで一家を守ってきたという自信みたいなものでしょうか？

娘　感じますね。

本人　少しはね。

治療者　(娘に向かって) ご本人がそう思えるのは家族もそう感じて見守っているからだと思います。その自信はこれからもなくさないでほしい。

娘　私だけでなくほかの家族たちも。

治療者　もちろん、そうです。これからも自信をもって断ってくださいね (笑)、嫌なことは。

本人　(苦笑い)。

治療者　でも拒否すると施設なんかだと精神的な症状にされちゃうかもしれない。ＢＰＳＤ[10]とか言われて (笑)。

娘　ＢＰＳＤ？

治療者　もの忘れとか能力の低下とは別の症状で、感情の不安定とか幻覚や妄想とか、それから徘徊とか。介護拒否とか介護しづらい状態をそう呼んだりすることもあります。

娘　家族の思いどおりにならないだけなのに？

治療者　そう (笑)。

娘　先生が昔言ってた薬を飲まされるっていう。

治療者　そう、例えばね。

娘　以前に落ち着かずに歩き回ったときに安定剤を勧められました。

治療者　そう。

娘　本人が参加を嫌がっても無理をしないように施設の人にお願いしておきます。

治療者　それがいいです。人権の問題といってもいいくらい。

同席していた研修医が、「生活リズムをつけるためによかれと思って勧めたデイケアを拒否されたら、それを本人の意志と私は即座に判断できただろうか。家族の『もともと嫌なことはやらない人』という言葉を聞けばやっと、そう判断できたかもしれない。でももし理解者である家族が身近にいないような患者であったら……」とつぶやいた。

（9）ＦＡＳＴ（Functional Assessment Staging）は、アルツハイマー病（アルツハイマー型認知症）について生活機能の面から進行段階を評価する尺度である。機能低下を認めない正常範囲と言えるＦＡＳＴ１

から高度のアルツハイマー型認知症であるＦＡＳＴ７まで７段階に分かれる。ちなみにＦＡＳＴ５は中等度のアルツハイマー型認知症である。

(10) ＢＰＳＤ（Behavioral and Psychological Symptoms of Dementia の略）。認知症に伴う行動心理症状で、じつに多種多様な症状が含まれるが、多くの関係者は精神的な不安定や介護拒否、暴言などを連想するかもしれない。医療や介護の質が上がってくるとＢＰＳＤは減少するが、それとともに本人の想いや経緯を理解できるようになり、同じ症状でもＢＰＳＤと称する必要がなくなると思われる。

どのようなお子さん？

多くの人は認知症と診断されると本来の役割を奪われ、周囲から患者になることを求められる。自信を失って引きこもれば、周囲が本来の役割を期待しなくなることもある。

75歳の軽度のアルツハイマー型認知症の女性は、次女と次女の夫との三人暮らしであった。濃いめのメイクをし、快活に話す人であった。見かけが年齢より若い分、周囲にはもの忘れが病的な印象を与えた。長女は家庭をもって別に暮らしていた。

本人、娘二人と私の四人で話した。

治療者　年を取ると家の中のことを全部やるのはたいへんですよね。ご飯の支度とか掃除とか、それから洗濯もありますものね。

本人　一人ですからご飯は簡単なものですませますし、夕方には娘も帰ってきます。

長女　お母さんは作らないじゃない！

本人　作ってるわよ。

長女　あらそう。それはよかったわ。

次女　……。

治療者　洗濯もしていらっしゃるんですね。娘さんは勤めていらっしゃいますものね。

本人　年を取るとベランダに上がるのが手間ですけどね。

長女　洗濯は週末に妹がやっています！

本人　私だって手伝ってるわよ。

長女　ああ、そうよね。

次女　……。

治療者　お母様とだけお話をさせてもらっていいですか？

長女　はい。私たち（待合室に）出ていたほうがいいですか？

治療者　お願いします。

（長女と次女が退室）

治療者　今回の受診は娘さんが勧めて？

本人　来たほうがいいって私も思いました。

治療者　それはよかったです。

本人　はい。

治療者　しっかりした娘さんたちですね。

本人　一人前ですよ。

治療者　長女さんは家庭を切り盛りしていらっしゃるのですね。頼りになりますね。

本人　何でもやってくれるわ。病院の予約とかもやってくれますし。

治療者　テキパキしていらっしゃる。

本人　小さい頃からやることは早かったわ。主婦としてはもうちょっとそこは丁寧にって思うことも多いですけど。

治療者　あまり細かいことにはこだわらないタイプ？

本人　そういうところありますね。

治療者　お孫さんも？

本人　二人いるわ。女の子と男の子。

治療者　理想的ですね。

本人　昔の考えね。

治療者　一緒にご飯食べることもあるのですか？

本人　孫が習い事が多くて毎日忙しいから。

治療者　週末に一緒に出かけたりしたくありませんか？

本人　あっちは家族だけで過ごしたいみたいです。

治療者　今一緒に住んでいるのは次女さんですね。真面目で優しそう。お母様の気持ちをわかってくれそうですね。

本人　気ばかり遣ってね。

治療者　長女さんと違って静かですね。

本人　いつも慎重ね。

治療者　じっくり考えるタイプなのですか？

本人　のろまだからチャンスを逃してばっかりよ。

治療者　お母様思いの娘さんですね。

本人　……。

治療者　お母様のつらさを一番わかっているかもしれません。

本人　さあ。

治療者　家では、次女さんと次女さんのご主人と三人で暮らしていらっしゃる。

本人　それから「ムギ」。

治療者　ムギ？

本人　柴犬です。年寄りですけど。

治療者　お母様によくなついている？

本人　そうね。

治療者　ご飯とかお母様があげるんですか？

本人　最近は娘がやっているわ（以前は本人がやっていたが、もの忘れとともに餌の時間が不規則になったようだ。こうした場合に犬は飼い主の変化がわかるようである。「しっかりした」人に餌を求めるようになるという話を聞いたことがある）。

治療者　次女さんには、母としてこれからどんなふうに暮らしてほしいとか、そういうのはあるんですか？

本人　そうね。もっとずうずうしくしたらいいのにって思う。

治療者　今おいくつでしたっけ？（口に出してから、これは聞かなければよかったと思った。治療であってリハビリテーションではない。答えられない質問は控えなければならない）。次女さんはこれからずうずうしくなれそうですか？（笑）。

本人　さあ、難しいかしらね。

治療者　お母様として次女さんは遠慮がちで歯がゆい？

本人　そうね、でももう大人だから。

治療者　お母様が立派に育てたんですものね。

本人　どうかしら。

治療者　子供の頃は長女さんと次女さんとどっちが手がかからなかったのですか？（この質問もしてすぐに私は後悔した。この失礼な質問ができたのは私の中に認知症の人への偏見があったからであろう）。

本人　長女ね。次女は何を考えているかわからないところがあったから。

治療者　次女さんにはいろいろ思うところがあったんですね。

本人　……。

治療者　その分、お母様の想いも強い。

本人　そうね。

治療者　娘さんたちに今のお母様のいろいろと困っているところを理解してほしいのではないですか？

本人　どうかな。

治療者　そう思いませんか？

本人　次女はわかってるわ。

(間があって)

治療者　話は変わりますけど、これからどうします、ここ（外来）に通ってみます？

本人　……。

治療者　もの忘れの検査とかはけっこう心が折れる人も多いですけど。

本人　大丈夫よ。

治療者　ショックを受けるかも。

本人　いいわ。

治療者　検査の結果によってはもの忘れのお薬を飲むことになるかもしれないのですが。

本人　いいわ。先生が診てくれるなら。

この人も受診するまでは顔さえ見れば通院や治療の説得をされ、家族の団欒もなくなっていたのではないか。家族は認知症を見て本人を見なくなるものである。この家族も例外ではなかった。身近であるはずの家族と同居しながら孤独になっていく。その状況の本人に、私は優しい理解者として取り入ったわけである。患者と医師の関係はこれからで家族との情緒的関係に関しても何らかの支援が必要と考えられた。

今回の対話で私は娘たちについて「母」としての本人に尋ね続けた。「認知症の人」や「患者」から、「母」に戻ってもらいたかった。多くの認知症の人は役割や影響力を失うことで状態を悪化させていく。そこを多少なりとも戻したいと願った対話であった。

〈長女について〉

長女は本人の発言を否定しないものの無視していた。本人（母）を意思ある一人の人間として、また家族の一員とみなしているとは言えなかった。次回にでも時間を作って長女に母の思い出について聞いてみようと思った。母を母として認識しなおすことは、その子供である長女のこれからの人生にとって意味のあることだと考えた。人生をどう生きた人の娘なのかということが、娘のこれからの生き方を左右すると思ったからである。

その質問は心外ですわ

その79歳の女性は、現役時代は大きな洋品店を十数名の従業員を率いて経営していた。それを閉店して十年以上になる。現在はキッチンカーでカレーの移動販売をする夫と二人暮らしである。

アルツハイマー型認知症の診断を受けたのは7年前で、私は3年前から担当していた。3年の付き合いになるのに、かしこまった話し方は初対面のときと変わらない。いつも夫と二人で来院したが、いつのまにか別々に面接するようになっていた。

治療者　最近、どこかにお出かけになりました?
本人　……。
治療者　今日の洋服はご自分で選んだのですか?
本人　どうしてそのようなことをお聞きになるのですか?
治療者　いや、失礼しました。ええと、食事は美味しく食べられますか?

本人　その質問は心外ですわ。

治療者　……。

認知症の進行程度は中等度であった。前回の1カ月前の受診は夫だけであった。本人とは3カ月ぶりであった。知らない間に感覚失語が悪化していることに気付かなかった。本人がついてこられない質問をして傷つけてしまったようである。

夫　イライラしていましたか？

治療者　「どうしてそんなことを聞くんですか？」という反応でした。

夫　そうかもしれません。

治療者　ご主人との間でそうなるのは。

夫　デイケアに行かないときとか。

治療者　無理に勧めたりしたとき？

夫　夜中に出かけるのを止めたときとか。

治療者　そういうときは。

夫　ダメです、怒って出て行ってしまいます。

治療者　それで？

夫　何もなかったかのように戻ってくるときと戻ってこないときと。

治療者　何かきっかけがあって不愉快になるのでしょうか？

夫　さあ。

治療者　診察で緊張している様子は以前からで、特に最近ひどくなったとは思えない。

夫　話についてこられる時間は短くなりました。

治療者　ご主人のお話を聞いていられない？

夫　別のことを考えてしまうのかもしれません。

治療者　気が散りやすいというより話の理解がたいへんになっているのでしょうか？

夫　短時間で疲れてしまう。

治療者　質問を理解するのがつらいのですかね。

夫　わからない自分が歯がゆいのでしょう。

治療者　自分に苛立っていると。

夫　だと思います。

治療者　前は普通に答えられた質問ですから、それがわからないというのはご本人にキツイですね。

夫　以前も楽に答えられたわけではなかったと思います。

治療者　私はついつい普通に質問してしまいました。

夫　困っても顔に出しませんから。

治療者　できるだけ答えられない質問を避けようと思いますが、今回は見立てを誤ったようです。

夫　先生が気にしているほど本人は気にしていないでしょ。

治療者　表面的に気にしていないならいいというわけではありませんが。

夫　そうではなくて、私以外の人との大人の会話といいますか、そういうことができると満足感のようなものがあるのではないかと。

治療者　そうですか。

夫　でなければ毎回自分から診察室に入っていかないと思います。

治療者　そう言ってもらえると救いがあります。

夫　話しているときは精一杯でしょう。

治療者　そうですね。

夫　精一杯の取り繕いと思います。

不安や抑うつなどの症状は表情や態度から気付けるが、失語症状の悪化は本人とやり取りをするまで気付けないものである。しかも長い付き合いになると面接で同じようなやり取りになってしまい、気付きにくくなるように思う。

マスク

本人　コロナウイルスが流行っているからマスク、マスクって言われるんですけど、それどころじゃないんですよ。僕は認知症って言われているんですから。

新型コロナウイルスの感染拡大中には、医療機関だけでなく公共の場で認知症の人がマスクを着けようとしないことが話題になった。また装着したマスクを外してしまうこともあった。そうした場合に「認知症の人はマスクの必要性が理解できない」などと言われた。果たしてそうであろうか。確かにそうした人もいるかもしれないが、理由は必ずしもそのような単純なものではないと考える。もし私たちがマスク装着を指示するなら、まず認知症当事者として生きる心理的な負荷について理解しなければならないと思う。

安心できる誰か

91歳の女性で中等度ないし高度の認知機能低下であった。会話量も以前より目立って減少していたが、診察ではいつも穏やかな笑顔であった。アルツハイマー型認知症との診断であったが加齢変化やタウオパチーの可能性も考えていた。心不全のために短時間の移動で息が切れるがデイケアにはほぼ毎日通っていた。立位の活動には参加しないが座って行うプログラムには参加した。

本人、娘との対話を示す。

治療者　（本人に）お元気ですか。ええと、それなりに（笑）。
本人　（微笑んでうなずく）。
娘　デイケアは楽しいようです。出された食事もけっこう食べるようです。私の作ったものは食べないのに（笑）。
治療者　そうしたら家では無理に（食べることを）勧めなくていいですね。

娘　家では栄養ドリンクくらい（経腸栄養剤を彼女はこう呼んだ）。

治療者　ええ？　そんなの美味しいの？　そんなのって言い方が悪いですけど。

娘　美味しいって飲んでいます。

治療者　ならいいけど。ほかに好きなものは？

娘　ケーキは大好き。

治療者　じゃあケーキ食べたら？

娘　いいんですか、ほかはほとんど食べなくなりますけど。

治療者　いいよ、いいよ、好きなもの食べなよ（笑）。

本人　（微笑んでうなずく）。

治療者　好きなものがまんしていいことある？

娘　それから、私のことをデイケアの人と間違えたりします。

治療者　家で？

娘　はい。

治療者　あなたを違った名前で呼ぶんですか？　苗字とか？

娘　話し方でわかります。すました顔で「お世話になります」とか（笑）。

治療者　そりゃあ娘には言わないね（笑）。

娘　言わない、言わない（笑）。

治療者　よそよそしい話し方でわかる。

娘　他人行儀の。

治療者　でも反対に、デイケアでスタッフがあなたと間違えられているかも。

娘　そうですね、そうかもしれません。あと、そこが家かどこかわからなくなることがあります。

治療者　そうなんですね。そのときはどんな様子？

娘　私を捜します。

治療者　さみしそうな感じ？　心細い感じ？

娘　心細いかな？

治療者　（本人に向かって）自分が頼りない感じ？

本人　そうでもない。

治療者　（本人に）娘さんのことをどうでもいいと思っているわけではないですよね。（娘に）本人にとっては傍に安心できる人がいてほしいっていうことじゃないかな。

娘　……。

治療者　娘さんにとっては複雑だろうけど、安心できる誰かに傍にいてほしいと思っていて、娘さんがその安心できる誰かだということ、つまり、その……。

娘　いいです、いいです、先生。もうそれで十分。一緒にいられる。

同席していた研修医は、「本人も自覚していないような行動の意図を娘に通訳しているということでしょうか。でも、下手をすると治療者の思い込みによる娘への単なる気休めにならないでしょうか」と言った。

また私に「どこに気を付けていますか」と尋ねた。考えてみたが、私は本人の意図を読み取ろうとしていたわけではなかった。娘の性格からしてその状況を「こう理解したい、こう思いたい」と望むだろうと推測し、それを代弁していたことに研修医の質問で気付いた。

新聞

ある73歳の男性は、現役時代は何度もヘッドハンティングされ、いくつもの企業の立て直しに活躍した。定年退職後5年ほどしてアルツハイマー型認知症と診断され要介護認定1を受けた。服薬も始めデイケアに通うようになった。寡黙な人であった。

本人、妻との対話を示す。

治療者　(本人に) デイケアは楽しいですか?

本人　……。

妻　あんまり好きじゃないみたい。

治療者　内容が子供っぽかったりすると気が進まないですよね。

妻　運動中心のやつです。器械があって、筋肉鍛えるような。

治療者　(本人に) どうですか?

本人　……(微笑んでいる)。

治療者　いまさら体鍛えてどうするの、とか考えますか？（笑）。

本人　（笑）。

治療者　周りから言われて散歩もしていらっしゃるんですよね？

妻　毎日行くよね。前は株とか競馬もやってたからね。

治療者　いいですね。最近は？

妻　前は自分で馬券買いに行ってたよね。

治療者　少々なら株か馬券で散財してもいいのではないですか？

妻　用心深いから自分から買わなくなったんです。

治療者　（妻に）損したらダメですか？

妻　いいの、いいの、この人がやるなら。そのくらいのお金。

治療者　でも、自分で予想するからこそ楽しいっていうことですかね？

本人　それが全然ダメ。

治療者　あてずっぽうでやっても面白くないっていうことですね？

妻　先生は競馬おやりになります？　私もよくわからないけど「血統」とか「脚質」とかのデータがわからなくなって過去の勝敗も覚えていられなくなったみたい。

治療者　あてずっぽうで買うだけでは面白くないですよね。
(間があって)
治療者　自宅にいるときはどんなふうに過ごしてるんですか？
妻　テレビの前で新聞眺めてるかな。でも株のページで自分で持ってる銘柄見てもピンとこなくなったみたい。
本人　頭がパンク。
治療者　ほかの記事を見たりしますか？
妻　でも何の記事を見ていたか、あとから聞いてもわからないです。
治療者　でも見てるんですよね？
妻　けっこう長い時間見てるといいますか、ボーッと見てる。
治療者　見出しとか見て記事読んだりすることもありますか？
本人　あります。
治療者　自分の仕事に関係していた記事だと、おわかりになりますね。
本人　(微笑んで) はい。
治療者　取引先に関係した記事とか。

本人　（笑顔で）はい。

治療者　記事も読んだりする。

本人　（笑顔で）はい。

治療者　昔のことを思い出すと、何度も読んじゃいますか？

本人　はい。

治療者　懐かしいですか？

本人　……。

治療者　鼻が高い？

本人　まあ、そうですね。

新聞で昔の自分の仕事に関係した記事が目に入るとしっかりした表情をすると妻は言った。診察でこの話になったときに照れつつも笑顔を見せた。新聞を眺めることは取るに足らない日課かもしれない。しかし記事によっては本人の過去がよみがえり自分の成し得たことの価値を再認識することになると思われた。

自動車運転

自動車運転免許の返納などにより長年の習慣をやめることは本人にとっても家族にとっても大きな決断である。したがって免許の喪失に伴う想いへの共感が不可欠になる。75歳の軽度のアルツハイマー型認知症（ＦＡＳＴ４）の男性は妻（72歳）と二人暮らしであった。本人は内科の受診予約と重なったため、私の外来に妻だけが来た。なお、次の対話は２０１５年秋に行われたもので、２０１７年の改正道路交通法施行前である。

私の言葉遣いは、相手との関係によってずいぶん変わる。この例では下町出身の妻の親しげな口調に合わせて私は話した。しかしそれは医療職の言葉遣いとして広く一般的に推奨されるものではないことを断っておく。

妻　私が、車、買ってあげようかって言ったら、先生がいいんじゃないって言った。

治療者　言いましたっけ？

妻　言ったんですよ。先生忘れたの？　今年になってバッテリーが何度も上がって免許はダメだって、更新したらいけない、返したほうがいいって親戚中から言われたけど、先生はお金に余裕があって新車買えるんだったら買ってあげたらって言った。

治療者　そうだっけ？　ああ、お父さんの性格からして買ったからって余計に運転したくなることはないと思ったんだね。車選んでいるうちに自分に対するあなたの想いを理解して逆に冷静になって運転止めると思ったんだ。二人でカタログ見てどんなのがいいか話すのが楽しいって言ってたけど、買うつもりで本気で選ばないと意味がないって思ったから。で、まさか。

妻　新車。

治療者　えっ。

妻　買っちゃった。お父さん（夫）と一緒にカタログ見て。

治療者　買ったんだあ。ごめんなさい、余計なこと言ったね。でも喜んだんじゃない、すごく。

妻　そうでもない。

治療者　いやあ、絶対、嬉しかったと思うな。

妻　かもね。毎晩お酒飲んだあと、寝る前に車庫のほうに行ってたから。新車見に行ってたん

治療者　だと思う。でも、昨日、免許返すって言った。
妻　自分から？
治療者　そう。でも、お前（妻）を最後にドライブに連れて行きたかったって言ってくれた。
妻　そんなことを言う人？
治療者　昔から、あたしを喜ばせたい人、でも何十年もそんなこと言わなかった。だから、あたしが代わりに運転するって言った。
妻　運転できるの？
治療者　免許持ってる。30年していないけど（笑）。
妻　で、どうするの、新車？
治療者　しばらく車庫に置いておいて、それから考える。それから、焼酎の水割り1杯までっていう先生との約束、ずっと守ってなかったけど最近守ってる。
妻　へえ、なかなかできることじゃないよ。もしかしたら、それ、新車買ってからじゃないの？
治療者　そうかも。

新車の購入は想定外であった。しかし購入したことで、運転というものが本人にとってこのうえなく大切で、できることなら運転させてあげたいという妻の想いが本人に伝わったと思った。本人にとっての運転の大切さを理解せずに免許を取り上げることばかり考える家族だったら本人は免許を放さなかったに違いない。

すでに若さを失い認知症を患った状態で、さらに免許を失うことは致命的に作用する可能性もあった。しかし新車購入という妻の決断が本人にとっての希望になったと考えられた。そして妻は夫から「ドライブに連れて行きたかった」というかけがえのない言葉をもらった。

補稿2　今までの自分へ

家族はいったん認知症を疑い始めると本人の振る舞いや行動に敏感になってしまう。そして以前は気にも留めなかった変化にまで反応し、新たな症状と解釈してしまう。そのことが家族の不安を助長し、さらに症状の「あらさがし」をしてしまう。

本人が同様に自分の行動に敏感になれば、家族との間に不安の相互作用が生じる。それは悪循環となり、本人も家族も相手を心理的に追い込んでしまう。家族はさらに些細な変化に反応するであろうし、本人はますます追い込まれて失敗が増えるであろう。

認知症の進行を防ごうと新たな健康習慣やトレーニングを始める人もいる。トレーニングそのものは悪くないが、それをするために長く続けてきた従来の習慣や日課を（一見すると取るに足らないものも含めて）止めてしまったとしたら、それは重大な過ちである。長年の習慣や日課がその人を作ってきたのである。その人の歴史であり根拠である。薄れがちな記憶の断片をつなぎとめる作用もある。そうした習慣をなくすことは自分の歴史を失うことにもなる。歴史を失うことは後ろ盾を失うようなものである。もちろんライフスタイルの変化も心身の大きな負担になる。従来の生活リズムを失うことで以前はあたりまえにできていた日課や習慣に失敗するようになる認知症の人を数多く見てきた。

なんとかそこで切り返し、以前からの習慣や日課を再開しリズムを取り戻すことで本来の自分に戻れる人もいる。それに伴って、ADL（日常生活動作）も改善する。家族や本人がお互いに助長し合っていた不安や混乱の悪循環にブレーキがかかるのであろう。「急激に進行するものではない」「今の生活をまだまだ続けていける」などと上手な病気との（心理的）距離の取り方がわかったのかもしれない。

また、こうした回復の背景には、自尊感情や自己効力感の回復があったものと思われる。自尊感情や自己効力感の回復は現実検討能力や感情統制能力の回復をもたらし、結果的に適応能力の回復をもたらすからである（ウィンストン、２００９）[11]。

---

(11) アーノルド・ウィンストン，リチャード・N・ローゼンタール，ヘンリー・ピンスカー．山藤奈穂子，佐々木千恵訳．支持的精神療法入門．星和書店．２００９（Winston A, Rosenthal RN, Pinsker H. Introduction to Supportive Psychotherapy: Core Competencies in Psychotherapy, Amer Psychiatric Pub Inc, 2004)

認知症の人との対話　2

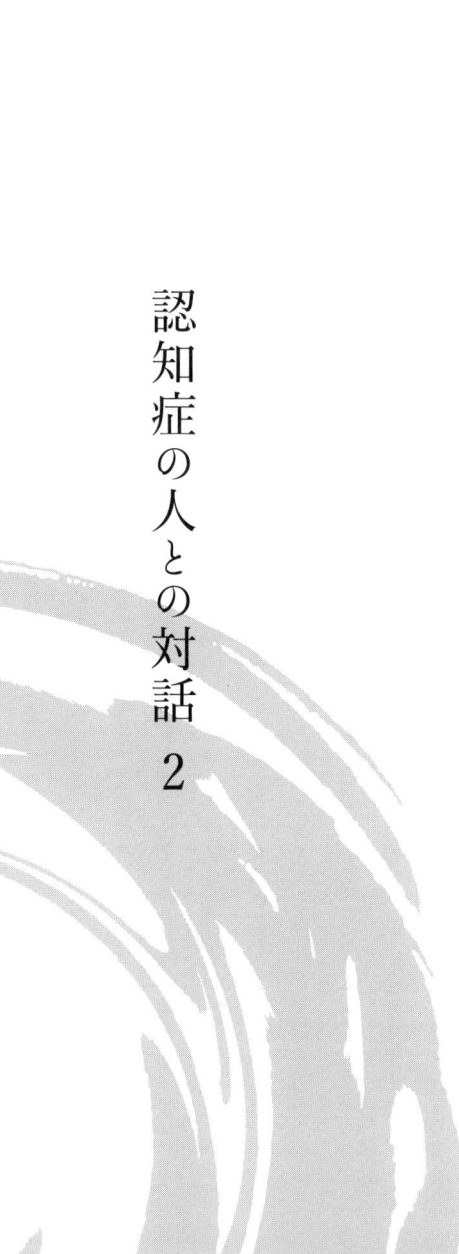

被害妄想

60歳で警備保障会社を退職したのち、10年ほど関連会社に勤務した。以後、79歳の現在まで町内会の役員を務めている。4年前からもの忘れを心配した妻の勧めで大学病院を受診し、アルツハイマー型認知症の治療薬（NMDA受容体拮抗薬）を服用していた。1年ほど前から「マンションの階下の住人が夜間に工作機械を動かして騒音を起こしている」「天井（本人にとっては床）に穴をあけようとしている」と訴えていた。処方薬をほとんど服用しなかったのは担当医との相性が悪いためだと妻と娘は考えて受診先を変更したが、そこで追加になった治療薬（抗精神病薬）も服用しなかった。受診も途切れがちであったため妻と娘が勧めて、前医に紹介状を書いてもらって大学病院の私を受診した。

本人に対する問いかけから面接を始めたが、妻が本人の訴えを遮って何度か発言をしたところで、私は「本人と2人だけで話したい、ご家族からはのちほどお話をお聞きする」と待合室で待っていただいた。本人から話を聞くと、もの忘れは自覚しているが生活に支障はないこと、階下の住人がたいへんに迷惑な人物であることを訴えた。それに続く本人との対話を示す。

治療者　私がとても心配しているのは、あなたと家族の意見が大きく食い違っているところです。あなたにとっては不本意でしょうが、私が考えるところ、あなたの意見よりも家族の意見に分があるように思えます。前の先生からの紹介状によれば、あなたのもの忘れはかなり生活に支障が出ているとのことですし、さらにマンションの住人の件に関しては、あなたの考えすぎや思い込みの可能性が考えられます。いずれにしてもあなたと家族の意見が対立していることに私はとても胸を痛めています。これからどうしましょうか？

本人　そんなことを言ってくれたのは先生が初めてです。先生なら自分の気持ちをわかってくれそうな気がします。

治療者　でも、あなたとどれだけ話しても、私はご近所さんが迷惑な人だという意見に賛成することはないでしょう。理解には努めますが。

本人　それでもけっこうです。

何度か会えば治療を始められそうな手ごたえがあった。

聞いてもらったことありますか？

治療者　誰かに聞いてもらったことありませんか？

本人　はい？

治療者　認知症になってつらいでしょ、とか。

本人　いえ、ありません。

治療者　一度も？

本人　ありません。

治療者　たったの一度も？

本人　ないです。

認知症であるとわかると家族も周囲も本人のことを心配する。もの忘れなどを悪化させないために何をしたらよいか、利用できるよい制度や介護サービスがないかと考える。しかしほとんどの場合、周囲は本人の精神的苦痛に想いが及ばない。周囲が心配しているのは本人のことではなく病気のことなのである。

周りは生きろというが

78歳の女性は、この5年間一人暮らしであった。五人の孫も高校や大学に進学してから会いに来なくなった。中規模会社の社長だった夫を看取ったあと、長年雇っていた家政婦も辞め終日一人きりになった。

認知症の疑いで息子に勧められて受診した。検査の結果、ただちに軽度の認知症の診断を付すこともできたが、「これからの生活を考えると、認知症か否かより、進行するか否かに着目して検査をしながら様子を見るのがよいのではないか、認知症でもあまり進行しない人もいる」と話した。不眠と抑うつ気分に対しては睡眠導入剤を処方し精神療法を行った。1年ほど通院したところで、不眠も抑うつ気分もなくなったため、かかりつけ医に紹介した。もの忘れは残っていたが進行はしていなかった。

その半年後に新型コロナウイルスに感染して大学病院に隔離入院になった。「死にたい」と口にしているとのことで、精神科に往診依頼があった。私はマスクをN95に換え手袋とガウンとゴーグルをつけて病室に入った。

治療者　少しお話ししませんか？

本人　……(不機嫌な表情)。

治療者　コロナに感染してたいへんでしたね。

本人　周りがね。

治療者　個室に閉じ込められてマスクさせられて、不自由このうえないですね。私もです（笑）。

本人　もういいですよ。

治療者　もう治療しなくてもいいと？

本人　……。

治療者　それとも、もう生きなくてもいいと？

本人　……。

治療者　こんな不自由してまで治療受けたくないですかね？

本人　こんな年寄りに、こんな大げさなことをして。

治療者　いつまで続くのかもわからないですものね。

本人　もういいです。

治療者　長い入院にはならないと思います。

本人　生きていても仕方がない。

治療者　ご家族はあなたに何かおっしゃいますか？

本人　そんなことを言っちゃいけないって。

治療者　死ぬより生きるほうがはるかにたいへん。

本人　……。

治療者　家族に言われるから生きているという感じ？

本人　……。

治療者　家族を心配させないためにつらさや虚しさを口にしない人もいますが……。

本人　(話すうちに表情から不機嫌さは消え、遠くを見る目になった)。

治療者　○○さんも、そうですか？

本人　……。

治療者　楽しみとまでいかなくても、ほっとする時間とか、穏やかな気持ちになれる時間とかがあるといいのですが。

本人　……。

治療者　私は、命を粗末にしてはいけないとか、家族もみんな心配してくれるからとか、そんなこ

本人　とは○○さんには言いたくないです。

治療者　……。

本人　あなたの人生ですもの。（表情は変わらず、ただ涙を流した）。

往診に同伴した研修医は、「『そんなことを言っちゃいけない』は家族のための言葉で、つらい気持ちを誰にも話せなくて一人で抱え込んでいたことが悲しい」と言った。「これを希死念慮だなんて言ったらいけないですね」とも言った。

本人は今、何のために生きているのであろう。そこには長年にわたって夫を支えた妻の人生があり、子供を育てた母の人生があり、孫の教育者であった祖母の人生があった。それらの役目を終えた本人に家族は何を求めているのであろう。まず周囲がしなければならないことは、彼女がここ何年か経験している終わりのない孤独に想いを馳せることではないか。

尿の臭い

その69歳の男性の診断は脳血管障害を伴う中等度のアルツハイマー型認知症（ＭＭＳＥ：13点、ＦＡＢ：10点）であった。妻、娘と住んでいた。会話は普通に行えたが近接記憶の障害は顕著であった。診察時に本人の服から防虫剤の臭いに混ざって尿の臭いがした。介護を拒否する人物には見えなかったので、家族はケアに消極的かもしれないと思った。

治療者　どうしましょう。家族はあなたを施設に入れようとしているかもしれないと私は……。

本人　先生もそう思います？

治療者　余計な心配だといいんですが。

本人　そうではないと思います。

治療者　できればね、お互いをもう少しわかり合えたら違うのかなとも思うのですが。

本人　難しいです。（妻も娘も）思っていても口に出さないことはたくさんあるでしょうから。

治療者　施設っていうのは、あなたにとってはどうなんですかね？

本人　それはやっぱり家のほうがいいですけど。

治療者　最近はトイレの失敗が増えていませんか？

本人　そうでもないです。

治療者　トイレとかの世話を家族にしてもらおうと思っても、もしかしたらあなたの家族にはそういう気はないかもしれないと私は感じているんです。

本人　……。

治療者　ヘルパーさんとかにお願いしてケアマネさんとも相談して何かいい方法があれば……（と言いかけて、ケアマネジャーに相談するような機会を、この方の妻はつくらないだろうと思った）。

（間があって）

治療者　環境を変えるのはよくないとか、施設に入ると認知症が進むとか、そんな話で奥様の前では言葉を濁してますけど、もう時間の問題かもしれません。

本人　……。

治療者　家族に手を焼かせるようなところなんて、あなたにはあまり感じられないんですけどね。診察室と家では違うんですかね（笑）。

本人　そうじゃないんですよ。

治療者　はい？

本人　若い頃のせいです。

（間があって）

治療者　そう言えば、この前、奥さんちょっと言ってたかもしれない。

本人　……。

治療者　暴力が止まらなかった？

本人　娘がああなったのも私のせいですし（受診に何回か付き添った娘に斜視があった。まさかと思いつつ、もしかしたら本人の暴力と関係があるかもしれないと思った。外傷的に斜視が起こることがあるからである）。

治療者　奥様は、あなたは昔のことなんか何にも覚えていないって言ってました。「ええ？　そうですか？」って私が驚いてみせたら、「でなきゃあんなふうに平気でいられるはずがない」って。

本人　……。

治療者　謝ったことはあるんですか？

本人　……。

治療者　やっぱり（家で暮らすのは）難しいですかね。責任は感じてるんでしょうけど。

本人　どうしたらいいんですかね。

治療者　……。

本人　どうしようもないんですよね。

治療者　なんと言っていいかわかりませんが、少なくとも奥様や娘さんに許してもらおうとは思わないほうがいいでしょう。そういう態度が少しでも見えたら奥様や娘さんは……いや、そんなことはもうとうにおわかりと思います。

本人　何をしても償えるものではないです。

治療者　あなたができることは、せめてそのことを忘れないことでしょうね。どんなに認知症がひどくなってもそれだけは決して忘れないように頑張ることが、あなたができることでしょうね。

本人　……。

治療者　おそらく家族は施設の話を進めると思います。あなたは、認知症で何もわからなくなったことにしてこのまま施設に入るのか、それとも施設に入る前にせめて一度は謝ってみるか。

本人　……。

治療者　許されるとは期待せずにね。それはあなたがこれからを生きるうえで意味があることだと思います。

(本人がうなずいたように見えたが、はっきりしなかった。待合室の患者が何度も急かしてくると受付から声がかかったので、診察はここで終えた)。

家族の様子から施設入所が避けられないと思われたので、当初はその状況にどう向き合うのか、本人とともに探るつもりだったが、そこまでの話はできなかった。

後日、診療情報提供書を取りに来た娘に次の話をした。「信じられないかもしれませんが、お父様はまだまだ理解しておられて、昔のことをとても後悔していらっしゃいました。しかし取り返しがつかないことだということもよくわかっているようでした」一方で、「私は娘さんやお母様に、もうこれ以上一緒に暮らしたくないという気持ちがあっても、それは無理のないことだと思います」と話した。すると娘は「父の目を見れば私も母もそれくらいはわかります。私は許せたけど母は許せなかったんです。母は自分に振るった暴力でなく私に振るった暴力を許せなかったのだと思います」と言った。娘の毅然とした態度を見て、この家族を今日まで支えてきたのはこの娘だと思った。

目覚め

ある82歳の男性が受診した。付き添いの人が差し出した名刺には多くの肩書があった。いわゆる「地元の名士」であった。受診は家族の勧めで本人の希望ではなかったが拒否的ではなかった。本人は認知症と診断されても暮らし方を変えるつもりはないと言った。その発言に私への反発は感じなかった。

検査結果では認知症が疑われたが（MMSE：21点、ADAS-cog：11.4点）、複数の持病の影響もあると考えられた。しかし本人は検査結果に関心はなかった。家族に知らせていいか尋ねたら、受診は家族の勧めなので伝えてくれとのことだった。今後について家族に意見を聞いたところ、本人が検査結果を理解したうえで判断するなら、それを尊重すると言ってくれた。

治療者　検査結果は前回お話ししましたが、どのように役立ててもらうか私なりに悩んでいます。

本人　普通はどうなんだい？

治療者　認知機能が下がる原因はいろいろです。年配の方は体の病気で下がることもあります。こうした機会にご自身の健康について振り返っていただいています。食事とか日課とか、運動習慣や睡眠時間を見直すのもよいと思います。

本人　……。

治療者　そもそも今回の受診はどんなお気持ちだったのですか？　いまさらの質問ですが。

本人　1回来ればすむと思ったんだ。

（間があって）

治療者　普段は、どのようなお気持ちで過ごしておられます？

本人　（しばらく沈黙があって）最近はね、朝、目が覚めたとき、ああ今日も覚めたと思うんだよ。

治療者　生きててよかったという感じ？

本人　ただ生きてたんだって思うんだよ。

治療者　生きてたという嬉しい気持ちですか？

本人　そこまでではないな。

治療者　とくに嬉しいというわけではなく。

本人　生きていたことを確認してるんだ。

治療者　誰かに感謝するわけでもなく。

本人　そうだな、そういう気持ちでもないな。

治療者　今日もまた苦労して生きていかないといけないとか？

本人　うーん。

治療者　死にたいと思ってるわけではない？

本人　死を待っているという感じはあるけどね。

治療者　待ち遠しいわけではないですよね。

本人　気持ちを整えている感じかな。

治療者　覚悟というほど力んではいませんね。

本人　違うよ、死にたくないわけじゃないから。

治療者　そして、どっちでもいいわけでもない。

本人　若いのにいいこと言うねえ（ちなみに治療者は当時61歳）。

治療者　目覚めたとき、しみじみした感じですか？

本人　そこまではいかない。

治療者　でも、ある種の感慨のようなものはあるんですか？

本人　あるね。

治療者　これから1日が始まるという感じでしょうか？

本人　1日を頑張ろうとか、そんなものはないよ。

治療者　……。

本人　苦労が多いね。自分にはがっかりしているよ。年のせいか認知症のせいかは関係ない。

(間があって)

本人　生き方を変えないといけないと思ったときは、変えられなくなっていたね。

治療者　健康状態とかそういう意味ではなくて、人生といいますか、生き方といいますか。

本人　そうそう。年を取ることを客観的に見られなくなったね。当事者になったからね。

治療者　どうでしょう。

本人　先生もそのうちわかるよ。

治療者　今日も、昨日と同じように生きるだけ、そんな感じでしょうか？

本人　いいこと言うねえ。ただ、年寄りはみんな同じだと思いなさんなよ。全然違う人生を生きてきてるんだから。

治療者　覚えておきます。
本人　……。
治療者　またお話をしたいのですが……。
本人　いいよ。
治療者　予約します。

黒川由紀子[12]（1998）の高齢者に向き合う姿勢についての記述を思い出した。「何かを達成したからとか、何かを生産しているからではなく、様々な人生を経験して、『今、目の前にいる』存在そのものに対する敬意の念を持つこと」と書かれていた。

私はこの人に会うたびに年齢を重ねることの意味を考えさせられた。通院はこのあと2年続いた。通院しなくなってから3年後に逝ったことを新聞のお悔やみ欄で知った。

（12）黒川由紀子．老いの臨床倫理．高齢者のこころのケアのために．日本評論社．1998

すべて忘れるなら
いいけど

本人

覚えていることもあるんだよね。

でも覚えていることに自信がもてないんだよね。

それと、覚えていることがどこまでで、

忘れていることがどこまでかわからないからね。

わかってもらうこと

認知症（疾患）の告知を受けてから新たな日常を再開するまでのたいへんさは経験者だけが知るものであろう。私はどのようにして絶望を越えて気持ちを立て直したかを常々知りたいと思っていた。気持ちの切り替えは瞬時に起こるにしても、そこに向かって徐々に生じる心の変化が障害受容の重要なプロセスと考えるからである。それを知ってこれからの精神療法に役立てたかった。

しかし折に触れて当事者の手記をあたっても、なかなかそのプロセスに出会えない。本人が振り返れないのである。絶望から立ち直るプロセスはあまりに困難が大きく、振り返る心の余裕さえ奪われるのだろうか。あるいは言葉にするのが困難なほどに複雑な想いが交錯するのであろうか。

この男性は3年前、75歳のときにアルツハイマー型認知症と診断された。最近は日曜大工もせず、スポーツクラブにも行かなくなった。

治療者　いろいろやれと周りは言うでしょうが、正直なところなかなかその気になれないものではないかと。

本人　やったほうがいいのですけどね。

治療者　これからさらに進行するかもしれない、できなくなっていくかもしれないと不安になっているときに、趣味とか運動とか言われてもそれどころではないかもしれない。

本人　……。

治療者　専門職の私たちの感覚がご本人たちとズレてたな、われわれは呑気だったなって、いつも後悔するんです。

本人　……。

治療者　「前向きに考えよう」とか、「明るい気持ちで」とか言ってきましたが、無神経なことを言ってきたなっていつも反省しています。

本人　……それも悪くないのかもしれません。

治療者　はい？

本人　周りが私と一緒になってジメジメしていたらよくないって思います。

治療者　つらい気持ちがわかるようなことを一方的に言われても違和感があるとか？

本人　どうでしょう。あまりつらいところに入ってこられて一緒にしおれてしまうよりは、能天気に「明るく」とか「ポジティブに」とか言われているほうがいいかもしれません。

治療者　……。

本人　いや、でもやっぱり一人くらいはつらさをわかってくれる人がいてほしいかな。友達とか。

治療者　私は家族以外のほうがいいですね。私の場合は先生ですね。

本人　私は家族より離れているからね、心的《こころてき》にね。

治療者　ちょっと離れたところでわかってくれるのはありがたいです。

本人　それが私の役目ですね。

治療者　そうです。ありがとうございます（笑）。

本人　ご家族は？

治療者　ずっと一緒だからね。

本人　そうですね。

治療者　諦めていますしね。

本人　諦めてる？

治療者　（家族に）わかってもらうことを。

治療者　難しいんですね。

本人　家族が私のつらさを理解して一緒につらくなったら、私はもっとつらくなるかもしれない。だからわからないほうがいい。

治療者　……。

本人　近すぎるからどっちにしても家族はわからないと思います。毎日傷つくことばかりです。

治療者　そう。

本人　そう。でもそのほうがましだと思うのです。

治療者　そうですか。

本人　私も妻が認知症になったら、きっとわかろうとしないと思います。

治療者　そういうものですか。

本人　わかることから逃げると思います。いや、どうかな、いや、わかろうとせずに励ますように思います。わからない顔をして励ますとか。きっと妻もそれを望むと思います。

治療者　わからないまま励ますほうが、励まされるほうも楽ということ？

本人　私の場合はね。ほかの人は別ですよ。

自分のつらさをわかってほしい人ばかりでなく、難しいことは言わずに明るく接してほしいという人もいる。しかし少なくとも誰か一人は、友達でも専門職でも、いちいち自分のことを説明しなくてもその都度受け入れてくれる人がいてほしいと思うようである。どちらかというと女性の場合は親友に男性の場合は専門職などに、その役割を求めるように思われる。

この男性はしばらくして再びスポーツクラブに顔を出すようになった。人に行動を起こしてほしいときは、行動すべき理由を説くより、行動できない理由に共感するほうが好ましい結果につながるようである。認知症であってもどう行動すべきかくらいのことはみなわかっているのだから。

前向きにって
言われても

本人　気持ちを前向きにして過ごすようにとか言われても難しいです。

治療者　そうですよね。脳が萎縮しているとかテストの成績が悪いとか言われたあとに「明るい笑顔でデイケアに」なんて言われてもねえ。

本人　そもそも家族がぜんぜん笑顔じゃないですから。

利他性

商社の部長である60歳の男性は「軽度認知障害（MCI）」および「若年性アルツハイマー型認知症の疑い」と診断されてから1年半が経っていた。認知機能検査の成績は初診時より下がったが、多くの日課は継続していた。会社の仕事についても役員や部下の理解で業務内容に配慮してもらっていた。本人も家族も認知症（症状）と付き合うことに慣れつつあった。

本人　この前、先生がおっしゃった。

治療者　はい？

本人　ずっと考えてました。

治療者　はい。

本人　どういう気持ちで毎日を送るかということです。

治療者　日々のつまずきにどう向き合っていくか？

本人　そうです。

治療者　何らかの結論に至りそうな感じはあるのですか？

本人　いやそれはなんとも。

治療者　今まで考えたことのないことですものね。

本人　認知症になってなかったら考えてなかったことです。

治療者　考えずにすんだほうがよかったかもしれない？

本人　わかりません。でも考えることに意味があると思います。

治療者　どこかに辿り着けそうな予感がありますか？

本人　いや、考えることに意味があると（自分に）言い聞かせているのかもしれません。

治療者　それは認知症にならなければ考えなかったことですよね。

本人　認知症になってしまったので考えたという感じですかね。

治療者　でもそれでよかったと。

本人　こうして話せる場所があったことがよかったと思います。もしかしたらこのことに悩まずに人生を終えたでしょうが、でも考えてよかった。人生には限りがあるということも何度も思い知らされました。

治療者　結論に至らなくても、どこか自分の中で変わったというか、変化したというか、そういうところはあるのでしょうか？

本人　どうでしょう。

治療者　自分を客観的に俯瞰するようなところがあったのではないかと思いますが。

本人　何のために仕事をしてきたのかと。

治療者　……目標をなくしたとか、そういうことではなさそうですね。

本人　違います。事業を拡張したり海外展開したりしてきたのは従業員やカスタマーのためだと思ってやってきました。しかし変わりました。

治療者　あなたのことだからきっと社員やお客さんのことを第一に考えることには変わりないですよね。

本人　はい、同じ価格で質の高いものを提供して売り上げを伸ばすというのは、それはそのとおり。ですが、そのときに売った社員の表情とか、購入したお客さんの顔とか、そういうことを前より思い浮かべるようになった。

治療者　そう。

本人　そう。今までも考えてなかったわけじゃないです。でも前よりもそういうことを思うようになった。仕事をしている中でそういう時間が長くなった。

治療者　そうなのですね。

本人　ただ、会社でバリバリやっている娘を見ていると自分は判断がのろくなったと思います。症状ですよね。

治療者　認知症があなたの仕事のスピードを奪ったのかもしれませんが、別の何かを与えてくれたと思えたらいいのですが。

本人　さすがに、それは難しいかな。そう思えたらもっと楽でしょうね。

会社人間としての顧客や社員に対する認識は、いわゆる老年的超越（Tornstam 1994, 1997, 2005）[13]（増井2010、2013）[14]の中の「利他性」にあたるかもしれない。「利他性」とは、「自分のことより人のことをまず考える」、「人の気持ちがよくわかるようになった」、「昔より思いやりが深くなったと思う」といった認識である。年齢を好ましい形で重ねていく人は「利他性」を高められる人だとされる。

(13) Tornstam L: Gerotranscendence—A Theoretical and Empirical Exploration, In: Aging and the Religious Dimension, Thomas LE, Eisenhandler SA (eds), Westport, Greenwood Publishing Group, 1994.

Tornstam L: Gerotranscendence: The contemplative dimension of aging. Journal of Aging Studies 1997; 11: 143-154.

Lars Tornstam. Gerotranscendence: A Developmental Theory Of Positive Aging. Springer, 2005

(14) 増井幸恵，権藤恭之，河合千恵子，呉田陽一，高山緑，中川威ほか：心理的 well-being が高い虚弱超高齢者における老年的超越の特徴—新しく開発した日本版老年的超越質問紙を用いて—．老年社会科学 2010; 32(1): 33-47

増井幸恵，中川威，権藤恭之，小川まどか，石岡良子，立平起子ほか：日本版老年的超越質問紙改訂版の妥当性および信頼性の検討．老年社会科学 2013; 35(1): 49-59

出来事の意味

本人

もちろん過去に起こった出来事は変わらないけれど、
自分にとっての意味は
変わることがあるんだと思いました。

初診

認知症の受診となると、昔は家族や親戚が説得しても本人は頑として医療機関に行こうとしなかった。近年、そういうことは減ったが、それでも認知症の疑いということになれば、決して本人は気安く受診できるわけではない。つまり医療機関を受診した人は例外なく高いハードルを越えて来た人なのである。

本人、家族との対話を示す。

治療者　やっとのことで決心されたのではないですか？

本人　病院に来ることですか？

治療者　とても大きな決断だったのではないかと思います。

本人　そうですか。

治療者　たいしたものだと思います。

息子　この1年ずっと嫌がっていたんですよ。私や妹が行ったほうがいいって何回も言って……。

治療者　決断することは本当にたいへんなことです。決断するたいへんさというものは本人にしかわからないものでしょうから。

家族　……。

治療者　決めるまで、長かったでしょう。時間がかかったでしょう。

本人　はい？

治療者　病院に来るまで。

本人　はい。

治療者　とにかく決心ができたのですから、あなたの仕事は一旦これで終わりです。

本人　はあ？

治療者　もう無理しなくていいんです。

本人　はい？

治療者　ご家族はいろいろと、やってほしいことがあるでしょうけど。

娘　いいんですか？

治療者　昼寝ばっかりしているなとか、散歩しろとか、買い物に行けとか、趣味をやれとか、ぼんやりしているなとか、いろいろ言われるでしょ（笑）。

本人　（笑）そこまでは言われませんけど。

治療者　でも、決断しただけで、まずはあなたは大仕事を終えたということです。

本人　はい。

治療者　居眠りしてたって、病気が進むわけじゃない。

息子　そうなんですか？

治療者　そのくらいに考えませんか、でないと追い込まれるばかりです。それは家族が自分たちを追い込むことにもなる。

本人　……。

治療者　今日はまず、ゆっくり休んでください。きっとなんとかなりますから……と言われても、根拠がないですね（笑）。

本人　（笑）。

治療者　（家族へ）明日の朝は遅くまで寝ていてもそのままにしておいてあげてください。今日までの疲れがずいぶん溜まっているでしょうから。お疲れさまでした。

この本人は沈んだ表情でうつむいて診察室に入ってきたが、面接の途中から私の顔をじっと見つめていた。診察が終わると家族はそれぞれ軽く頭を下げていったが、最後に診察室に残った本人は下げた頭をずっと上げなかった。

補稿3　事実より大切

認知症の人の発言はしばしば事実と異なる。その原因は様々である。出来事は思い出していたが、いつのことか勘違いしたのかもしれない。出来事の時間的な順序を間違っただけかもしれない。自身の話にたまたま他人の話が混ざってしまったのかもしれない。記憶が不確かな情報の真偽を、ひとつひとつ記憶をたぐって確認しながら話すことは認知症の人にとってはどれほど荷が重い作業であろうか。

認知症の人が事実と異なる発言をすると家族は訂正しようとする。本人が誤った情報を担当医に与えてはいけないと家族は考えるのだろう。担当医に診断を誤らせてはいけないと考えるのかもしれない。本人の誤った考えをエスカレートさせてはいけないと心配するのかもしれない。

しかしながら間違いを訂正することを通して「あなたはこんな簡単なことさえわからなくなった」と本人に思い知らせることは治療的にはマイナスであろう。

私はそうした家族の発言を制することにしている。では家族は、認知症の人の話が間違いだと私が見抜いたうえで、家族の発言を制止したと考えるだろうか。のちほど「事実」を聞いてくれると期待するだろうか。しかし私は間違いを見抜いたわけでもなく、「事実」をあとから聞くつもりもないのである。ただ私はどのように話を進めれば、本人が自信を取り戻すことができるかを考えていただけである。

発言を訂正することで本人が怖気づいて思考が停止してしまうかもしれない。自尊感情や自己効力感を失ってしまうかもしれない。それらの維持が重要な治療目標のひとつであるにもかかわらず、発言の訂正はこの目標に逆効果である。

そして精神療法の治療的な意義は取り上げた話題そのものにあるのではなく、そこで共有された感情にあると考える。われわれが同僚と居酒屋で楽しく雑談しても翌日には話題のほとんどを忘れている。しかしそのときの相手の表情や雰囲気が記憶に残り「あの人とは馬が合う」「僕の気持ちをよくわかってくれた」などと思い出す。

アルツハイマー型認知症の人は体験した内容の多くを思い出せないかもしれない。しかし体験に伴って生じた楽しさや悲しみといった感情は、認知症のない人と同じ時間持続させることができるとの研究報告がある（Guzmán-Vélez 2014）[15]。すなわちアルツハイマー型認知症の人が話したことを忘れることを私たちは恐れる必要はないのである。沸き起こった感情は私たち同様に余韻を残しながら痕跡を残すはずだから。

(15) Guzmán-Vélez E, Feinstein JS, Tranel D. Feelings without memory in Alzheimer disease. Cogn Behav Neurol. 2014 Sep; 27(3):117-29. doi: 10.1097/WNN.0000000000000020

認知症の人と家族との対話 2

旦那に持たせときな

その76歳の主婦は小柄で髪が短く行動的で快活な人であった。大学卒業後、建設会社の事務所に数年間勤めたあと結婚し、主婦として家庭を支えた。診断は軽度のアルツハイマー型認知症であった（ＭＭＳＥ：20点、ＦＡＳＴ４）。手際が悪くなったものの従来通り家事をこなしていた。夫は妻と対照的で長身でもの静かな人であった。診察室でも認知症の妻を優しく見守った。

彼女は最近、障がい者手帳を取得した。そのときに「私は世の中でそういう人に分類されたんだ」と言った。彼女の偏見とも言えるが、その認識が自尊感情を下げていることは間違いなかった。

本人、夫との対話を示す。

治療者　前回の診察は3カ月前でしたかね。

夫　この前の診察から今日までの変化と言うと、障がい者手帳をもらったことです。

治療者　（本人に）どう？　よかったの？

夫　タクシーなどが安くなるんです。残りの支払いには市が配っているタクシー券が使えるから、病院まではほとんどお金がかからない。

治療者　へえ。

本人　まだ使ってないです。

夫　使ってます。今日、タクシーで来ました。

治療者　（本人に）手帳を持つって、どんな気持ち？　微妙？「私は、まだまだしっかりしているのに」みたいな。

本人　しっかりとは思いませんけど。

治療者　謙虚ですね。

本人　しょうがないです、こうなったら。

治療者　自分から言わなければ持っていることは周りにはわからない。

本人　知ってます。

治療者　自分の中の問題なんですね。でも使えるものは使おうって感じ？

本人　できれば使いたくないですけど。

治療者　そうだよねえ、見栄は張っときたいもんねえ。

本人　はい。

治療者　そうですよね。

本人　まあ、あんまりいい気になって使いたくないです。

治療者　嫌だって、おっしゃらないんですね。

夫　気が強いんです。

治療者　しっかりしていらっしゃる。ちゃんと実《じつ》を取るじゃないですか。周りからそういう目で見られたくないっていう気持ちはあっても。

本人　……。

治療者　だけどしかたないと。それで経済的に助かるんだったら、まあいいかって感じ？　それ自分では手に持たないのね。持つと不愉快？

本人　はい。

治療者　そうですね。

夫　見たくないんですよ。

治療者　そうだよね。旦那に持たせときなよ（笑）。

夫　でも、ちゃんと写真も撮りましたから。

治療者　見たくないって、ちゃんと言えるところが立派です。

夫　誇り高いんです（笑）、昔から。

治療者　この手帳をそのまま奥様が受け入れるような気持ちになってしまうと、今みたいにいろんなことをやらなくなってしまうかもしれない。

夫　そうですね。確かに。

治療者　だから、「まだまだこんなのもらうような状態ではない」っていう気持ちでいてほしい。

本人　私、相当悪いのね、これを受け入れたってことは。

治療者　いや、そんなことない。使いたくないという気持ちがあるじゃないですか。私はできないって諦めているわけではないから。

本人　そうね。

治療者　それより、「私はこんなの本当だったら、もらう必要はない」っていう気持ちでいて。

本人　そうね。家の中のことはやっているから。

治療者　そう、そう。制度を利用してほしいけど、私は病気なんだとか、私は認知症なんだとか思ってほしくない。

本人　これ以上悪くなるということはしたくないと思います。

治療者　そう。

夫　私が死ぬまで、この状態を保ちたいです。

治療者　そうです。

本人　大丈夫です。

治療者　私も大丈夫だと思います。そっちのほうがいい。障がい者手帳を見てしんみり「障がい者なんだわ」とか思っちゃうより、ずっとずっとそっちがいい。

障がい者手帳の取得について、夫は無理に勧めずに夫婦で何度も話し合った。その中で本人が決めたことであった。家計の点から様々なメリットがあることは本人もよく承知していたが、プライドが人一倍高い本人が手帳を持つことの心理的抵抗を超えるのにはそれなりの時間が必要であった。夫はそう振り返った。そして決断したからといって本人の心理的抵抗がなくなったわけではない。

その後の2回の対話を経て従来の本人に戻りつつあると夫は言った。本人が家事に積極的になり、取り組む際の言動も明るくなった。本人の「自分はまだまだ自立できるが、障がい者手帳のメリットを利用するために甘んじて受け入れた」という想いへの理解を、家族と治療者がいつまでも共有しておくことが大切だと考える。

アルバム

ある73歳の女性は中等度アルツハイマー型認知症であった。大学卒業後、企業に就職し同期でいち早く部長になった。女性キャリアの憧れの存在であったという。しかし家庭のことは不得手であった。退職後も自分から家事をすることはなかった。夫がすべての家事を行い、本人は手伝う程度であった。

家族が揃った夕食でも以前からよく一人で黙って考え事をしていた。それに慣れている家族は話しかけることもなかった。今の本人の状態について夫に尋ねると、「とくに困ったことはないけど生きがいもないと思います。なんとなく生きているということではないでしょうか」と言った。

本人、娘（家庭をもって近所に住んでいる）との対話を示す。

娘　お母さんも、お父さんと一緒にデイケアにでも行って体《からだ》動かしたら？

治療者　それもいいかもしれません。

娘　体を動かすのは脳にとってもいいんですよね、先生。

治療者　自分からやればね。周囲から強く勧めたりするのはあまりよくないけどね。（本人に）散歩などはされないんですか？

娘　行かないね。

治療者　（本人に）ご主人と一緒に行くのはどうですか？

本人　（娘に）誰が行くの？　散歩。

娘　お母さんよ。誰のことだと思ったの？

本人　あら？

娘　お母さんのこと話してたのよ。みんな心配してるのよ。

本人　じゃあ感謝しなきゃね。

娘　お父さんは花とか木に詳しいから散歩しながらそういうこと話したらいいんじゃない。

治療者　いいですね。季節も感じられるし。お二人で。

娘　この前キンモクセイが9月なのにもう咲いているっていう話になったら、地球温暖化は問題だってお母さん言ったじゃない。

本人　そんなこと言ったっけ？

治療者　（本人に）お母様の頭の中にあることってどんなことなのでしょうね。
本人　……。
娘　わからないです。昔からですけど。浮世離れしてるって父は言います。
本人　……。
治療者　（娘に）何か不満があるような様子はありませんか？
娘　わかりませんけど、ないんじゃないかな。
治療者　（本人に）毎日の暮らしの中で好きな時間ってどんな時間ですか？
本人　……。
治療者　時間が過ぎるのが速く感じられるような。
本人　……。
治療者　（本人に）昔のことを思い出したりすることはありますか？
本人　そうね。
治療者　仕事のこととか。
本人　ときどき。
治療者　すごく活躍されましたものね。

本人　ずっと昔。

娘　母の気持ちは今でもそこ（会社）にあるのでしょうか？

治療者　（本人に）そういうことって話します？

本人　ないです。

治療者　今はもう考えても仕方がないとか、そういうふうに思ってしまいますか？

本人　そういうところあるわね。

治療者　昔のことを考えるって、いいことなんですよ。

本人　そうですか。

治療者　記憶のトレーニングとか、そういったことではなくて。

本人　……。

治療者　あなたがこれから生きていくために意味があるのだと思います。

本人　……。

治療者　誰に話すのかっていう問題がありますけど。

本人　……。

治療者　あらためてご主人と話すのも変かもしれません。

娘　話せば父は付き合ってくれるでしょうけど。

本人　……。

治療者　話し相手のような人がいるといいんですけど。

娘　友達は多いほうじゃないからね。

治療者　……。

娘　昔のアルバム（写真）とか一緒に見たら？

治療者　いいですね。

本人　……。

治療者　（娘に）現役時代、お母様のキャリアは飛びぬけてたでしょ。

娘　今より男社会だったでしょうから、母の時代は特に。尊敬してます。

治療者　会社人間として、そして母として。

娘　女性として。

治療者　……お母様がいろいろと諦めているように私には見えるんです。

本人　……。

治療者　昔のこととか娘さんに話してあげてほしいな。

娘　聞きたいわ。

本人　……（苦笑い）。

記憶障害などの症状が軽度でも、パーソナリティーやそれまでのライフスタイルの影響で、日常会話がひどく的外れになってしまうことがある。この人の場合も周囲は症状が目立って進行したと感じており、ますます話しかけなくなった。しかし私が人材育成について本人に教えてほしいと言ったら、私に合わせた目線は強いものになった。

後日、本人が写真のアルバムを開いていた。昔の社員旅行の写真を見ていた。そこに夫が話しかけたら何も言わずにアルバムを閉じた。夫によれば、昔から妻は夫より収入が多く、それを気遣って夫と家で仕事の話をすることを避けていたという。多くの記憶が詰まった本人の心から、誰かが少しでも思い出を引き出すことができたらと思った。

期待されない人生

アルツハイマー型認知症に高頻度にみられる無気力・無関心（apathy）といった行動心理症状（ＢＰＳＤ）は、意欲低下や自発性低下といった症状と連動するようである（van der Linde 2016[16], Cummings 1994[17]）。もちろんそれだけではなく遂行機能障害などの認知機能低下とも関係すると思われる。なぜなら病前は意識せずに行うことができた簡単な生活動作さえ、とても煩雑に感じられ遂行につまずくため、自分を奮い立たせずして手を付けることができないからである。

ある71歳の男性は中等度のアルツハイマー型認知症と診断された。意欲低下や自発性低下が目立っていた。もとはトップクラスの営業マンだったが、受診したときにはすでにそうした片鱗はなく弱々しい姿であった。

本人、妻との対話を示す。

妻　どんなことに気を付けたらよいでしょうか？

治療者　（本人に）今までは意識せずに毎日過ごしていたと思うのですが、あらためて自分らしい暮らしというものを考えてみることをお勧めします。ストレスがないのがいい人もいますし、苦しくても頑張りたいという人もいるでしょうし。

妻　……。

治療者　最近の生活ですが、朝起きて顔を洗ったり着替えをしたりしてから食事をされますね？そのあとはどんなふうに過ごされるのですか？

本人　散歩に行きます。

妻　ときどきだけどね、私が何度も言ってから。

治療者　そのあとは？

妻　テレビの前に座ってるわよね。

本人　料理が好きなんですよ。

治療者　へえ、どんな料理ですか？

本人　何でも作りますよ。昔は弟たちがお腹を空かしていると母に代わって何でも作りましたから（中学時代か高校時代のことらしい）。

治療者　いろいろ作れるんですね。最近でも作りますか？

本人　ええ作れますよ。

妻　作ったのはもう何年も前のことです。最近は作りません。

本人　（妻に）そうかい？

妻　そうよ。

本人　（治療者に）作れますよ。

治療者　それだけの経験があるなら今度料理に挑戦しませんか？　難しいかもしれませんが。

本人　できますよ。

治療者　あなたらしい料理をあなたの好きなやり方でできたら、すごくいいと思います。

本人　料理がいいです。

治療者　できますか？　やっぱり難しいかな？　簡単ではないですよね。

本人　できますよ。

治療者　じゃあ、今度挑戦してみましょうか。次にここに来たときに奥様からどんな料理を作ったか報告してもらってもいいですか？

本人　いいですよ。

妻　（苦笑い）。

治療者　料理はほかの仕事より難しいと思いますよ。材料を揃えたり、材料を洗ったり切ったり、それから煮たりとか炒めたりとかするんでしょ。初めは簡単すぎるくらいの料理から挑戦したほうがいいかもしれません。昔よく作ったものとかいいですね。そう、まずメニューを決めないといけませんね。

本人　……。

治療者　メニューを自分で決めたらまず奥様に相談したほうがいいかな？

本人　わかりました。

治療者　途中でやり方がわからなくなるかもしれません。そんなときは奥様に助けていただきましょう。ご家族の助言を聞いたり、それに従ったりすることは、あなたにとってとても大切なことなんです。今まで以上に、料理だけでなく。

本人　……。

治療者　そうだ、あなたが料理を通して人の助言を聞いたり助けを受け入れたりすることができるようになったら、私はすごく嬉しい。あなたが病気というものを受け入れたということになりますから。

本人　できるかな。

治療者　期待に応えてくれますか？

本人　やります。

治療者　（妻に）本当に料理をしようとしたらどうしましょう。

妻　（あきれて）やらないと思います。

治療者　でも、もしやろうとしたら、手伝ってあげてくれますか？

妻　いいですよ（苦笑い）。

治療者　気が進まないでしょうけど（笑）。

妻　そんなことはありませんよ。

妻は料理など決してしないだろうと思ったに違いない。今の本人を見て期待しろというほうが無理な話だと思った。しかし誰からも期待されない時間を生きていると思ったら私は胸がひどく痛んだ。せめて私くらいは期待しようと思った。例えば冷蔵庫を開けて中を眺めるくらいのことでもしてくれたら、あるいは料理の本を開いてメニューを考えるくらいのことでもしてくれたら、私の期待に応えてくれたことになる。対話中にわずかであるが実感をもって調理を考える様子がうかがえたとき、私は嬉しかった。

しかし結果的に本人が料理に手を付けることはなかった。しかし私はきっとまた期待するであろう。結果的に料理ができたか否かでなく、誰かが期待する時間をわずかでも生きてほしいと思った。料理はしないと冷静に分析することより、可能性が少なくても患者に期待する力を医療職としてもちたいと思った。それは認知症の人に力を与えることになると考える。

(16) van der Linde RM et al. Longitudinal course of behavioural and psychological symptoms of dementia: systematic review. Br J Psychiatry. 2016 Nov; 209(5): 366–377.

(17) Cummings JL, Mega M, Gray K, Rosenberg-Thompson S, Carusi DA, Gornbein J. The Neuropsychiatric Inventory: comprehensive assessment of psychopathology in dementia. Neurology. 1994; 44(12): 2308–14.

本人と家族の協働

　次に示す82歳の女性は、働き者で家事や仕事の処理能力も高く判断力に優れる一方、口数が少なく感情を表さない人であった。振り返ると数年前から認知機能の低下があったようであった。しかし周囲はうつ病の再発と思っていた。対話では本人の訴えに悲哀や絶望は感じなかったが、静かな諦めの気持ちが伝わってきた。
　治療の必要性について本人および家族と話したかった。本人に家族とは別に面接を行うことを提案したが、本人は家族の同席を希望した。

娘　その薬の副作用はどんな症状ですか？

治療者　10人から20人に1人ぐらいの割合で、食欲が下がったり、通じが柔らかくなったりします。本人でも家族でも変化に気付いたら病院に連絡をくれるか次の受診まで薬を休んでください。

本人　もの忘れがよくなるのですか？

治療者　一定期間改善することもありますが、われわれが期待しているのは長い目で見たときの進行を遅くする作用です。

娘　副作用とかないですか？

治療者　意欲が上がってくると何かをしないといけないという気持ちになって焦りが出ることがあります。

娘　焦り？

治療者　少しイライラしたり、ソワソワしたりするかもしれません。

本人　嫌だわ。

治療者　でも、そうならない人のほうが多いです。万が一なったとしても、服薬を止めれば止まります。

娘　そのときは、家族の判断で止めていいですか？

治療者　もちろんです。本人の判断で止めてもいいです。そしてそのあと、別の薬にするか、しばらく薬を休むか相談しましょう。

娘　はい。

治療者　（本人に）脳に作用する薬って自分の心が変わってしまうようで怖いですか？

本人　そんなことはないです。

治療者　もの忘れがよくなっても自分が変わるかもしれないと考えたら怖いですよね。

本人　どっちでもいいかなって。

治療者　もの忘れが？

本人　別にどっちでも。

治療者　治療しても、しなくてもということ？

本人　……。

治療者　よくなっても、よくならなくてもということ？

本人　……。

治療者　(症状が) 進行しなければ、今くらいなら大丈夫だっていうこと？

本人　大丈夫ではないけど、どっちでもいいかなって。いろいろ面倒なのはたいへんだから。

(間があって)

治療者　最近、疲れが溜まっているようなところはありませんか？　日々の暮らしでもホントに苦労が多いと思うんですよ。

本人　……。

娘　母は自分を情けなく感じているようですが、家族からすると、もの忘れを受け入れてうまく付き合っていると思うのです。私たち家族もそんな母に付き合えたらと思います。うまく言えませんが母の今の気持ちのもち方は悪くないと思います。先生はなげやりに感じたかもしれませんけど母の性格を考えるといい感じだと思います。

治療者　自分を情けなく感じるのは避けられないことだと思います。

娘　母は昔からこういう言い方をします。

治療者　お母様らしい？　娘さんから見て、お母様は今のご自分の状態を受け入れているように思うのですね。

娘　そう感じます。（本人に）お母さんどう？

本人　……。

治療者　そうだとすれば、今のお母様の態度は、冷静さと覚悟から来ている感じ？

娘　はい。薬でそのバランスが変わってしまうのが心配です。

治療者　（本人に向かって）では薬は飲まなくていいですか？　飲んでも変わらない人もいますが、進行を遅らせることができる人も多いので。

娘　お母さんはいいの？

本人　ええ（うなずく）。

娘　（治療者に）それでいいそうです。

治療者　無理に飲んでもらおうとは思いません。ただ、後悔してほしくはないので、（本人に）今のお答えは周りの意見に従ったのではなく、ご自分の正直な気持ちですか？

本人　……。

治療者　そう受け止めていいですか？

本人　いいです。飲まなくて。

治療者　気持ちが変わることは珍しくありません。（本人に）いつでも気持ちが変わったら言ってください。（家族に）ご本人が嫌がらない限りは、また検査を行います。その結果、認知機能低下が目立つようなら、また服薬を勧めるかもしれません。そのときは、また相談させてください。

その後の1年間で認知機能検査の成績は目立って低下した。本人がどれだけ積極的に検査に取り組んだか疑問は残るものの、例えばMMSEの得点は17点から11点に（高得点ほど成績がよい検査）、ＡＤＡＳ－ｃｏｇも11点から23点に悪化した（低得点ほど成績がよい検査）。一方、得点の低下とは裏腹に気分は安定し、体操や家事手伝いなどは継続していた。こうした場合、家族から薬を飲んだほうがよかったのではないかという意見が出ることがある。しかし、過去に戻ってやり直すことはできない。家族ができるだけ後悔しないよう専門職が当初の決断を支持しなければならない。なぜなら、このちにずっと後悔をかかえて生きることになるからである。後悔のためにうつ状態になって精神科に通う家族もいる。

治療者である私は、あらためて治療の必要性を考えた。しかし家族は認知機能の低下を止むを得ないと受け止め、本人も家族も治療薬の開始を希望しなかった。本人は認知機能検査はもうやりたくないと言ったので、それ以降は認知機能検査は行わず[18]、経過（進行）の程度は日常生活の変化を参考に判断することとした。

この家族が自分たちの意見を本人に押し付けていると感じたことはなかった。本人と家族の会話にはともに相手への敬意と信頼を感じた。家族は本人が関心をもつであろう情報をできる限り提供し、材料が揃ったところで本人の判断を待った。治療者は安心して治療に関する判断を見守ることができた。

（18）例えばアルツハイマー型認知症の場合、診断があっていれば、認知機能検査はやるたびに多少なりとも成績は下がるはずである。一時的に上昇することはあっても、年単位で見れば、下がってくるはずである。しかし、検査のたびに、また悪くなったということを本人に思い知らせることは、治療的ではないと考える。日常生活に対して自信を失い、消極的になっていく可能性があるからである。私は認知機能検査に消極的な人に、説得して検査を行うことはできれば避けたいと日々感じている。

取り繕ってはいけないの？

本人

認知症になったら嘘をついてはいけないの？

認知症になったら隠しごとをしてはいけないの？

抗精神病薬

79歳の独居の女性は、脳血管障害（多発性小梗塞）を伴うアルツハイマー型認知症と診断された。現役時代は商社で新人研修に長年従事し、多くの新人から慕われ信頼された。定年退職後も再雇用で何年か職員研修に従事した。

認知症の診断がついてからベテランのヘルパーが毎日訪問し、近所に住む娘と息子の妻が定期的に訪れた。一緒に食事をして泊まることもあった。

夜間にトイレのための覚醒が数回あった。全般的な認知機能は保たれていたが（ＡＤＡＳ－ｃｏｇ：９点）、遅延再生など記憶機能は低下していた（ＭＭＳＥ：19点）。脳血管障害の合併のためか、状態は日によって変動し、調子の悪いときは簡単な生活動作でも混乱し、しばしば攻撃的な言動が突出した。娘は介護負担を訴えるものの抗精神病薬などの薬物療法を希望しなかった。「人が変わってしまう」のではないかとの不安があったためである。

本人に抗精神病薬について説明したところ、本人は服用を希望した。あまり考えずに返事をしたように見えたが、状況を理解し家族に迷惑をかけないために服薬を決断したようにも見えた。すると娘は本人の苦痛が減るならと服用に賛成したが、やはり、本人らしくなくなってしまうのではないかという不安も訴えた。本人の判断でも娘の判断でもどちらでも、いつでも中止してよいと指示した。

服用が始まってから2週間経ったときの本人、娘との対話を示す。

治療者　処方した薬は飲みましたか？

本人　（うつむいている）。

娘　忘れずに。

治療者　（本人に向かって）謝らないといけないんです。この前処方した薬は体に負担がかかることがある。私はあなたにストレスが減って気持ちが楽になると話したけれど副作用のことは言えなかった。死亡率も少し上がるんです。ほとんどの人は安全に服用できますが、体調の変化に注意して飲まないといけない薬なのです。

娘　……。

本人　それは娘から聞きました、副作用があるかもしれないと。

治療者　そうですか。

娘　母に余裕があるときを見計らって私から話しました。

治療者　（娘に）ありがとう。（本人に）謝っておきたかった。

娘　服用して30分から1時間で表情が変わりました。（本人に）そうよね？

本人　気持ちがよかった。薬の効果で安心しました、眠いけど。

治療者　眠気があるんですね。それは昼寝のあとみたいな感じ？

本人　毎日休日です（苦笑い）。

治療者　少ない量だと思いますけど、もっと減らしたほうがいいですね。

娘　自分の気持ちを話してくれるようになりました。落ち込むことも減りました。

本人　デイケアは行きたくないけど行かなければいけないんです。薬を服用するとその抵抗感がなくなります。

治療者　（本人に）デイケアへの抵抗をなくすのが薬を飲む目的ではありませんが、結果的によかったかもしれません。でも抵抗を感じないことが、あなたらしくないなら、私はちょっと複雑（な気持ち）かな。

娘　（デイケアに）行かなければならないということはないけど。

本人　でも行けば（娘に向かって）あなたは安心して家のことができるでしょ。
娘　先生が以前からおっしゃっているように、薬は本人の希望する効果のためであってほしい。
治療者　飲まないですむなら飲まないほうがいいです。
本人　やっぱり死亡率が上がるというのは怖い。
治療者　減らすことはできる。でも今減らしたら、またつらくなるかもしれない。脅しているわけではないけれど。
本人　減らして、つらくなるなら……。
治療者　確かに、ほんの少しでも飲んだほうが楽になります。
本人　どうしたらいいですか？
治療者　それはあなたが決めてほしい。それはあなたの大事な仕事。あなたなら決められるから。あなたの判断を尊重したい。「今の自分は気分がいいのか、今の調子でいいのか」。
本人　わからない。
治療者　今、わからなくても、考えてくださいますか？　あなたのための治療ですから。
本人　わかりました。

本人と一定の関係がまだできていないところで抗精神病薬の処方をはじめた。私は副作用（死亡率の上昇）について本人に話すことを躊躇しているうちに言いそびれてしまった。しかし家族が代わって説明してくれていた。

本人は服薬によってつらさが減ったと感じた。デイケアに関しては、自分は行きたくないが一人でいるより家族を安心させられると考えた。この点に関する葛藤も服薬により軽減した。もちろんそれが抗精神病薬による第一の治療目的であってはならないが。

怠けてるって思われるほうがマシ

治療者

ご主人、きびしいですね。なんで、できないんだって。

本人

いいんです。もうダメって思われるより、
まだできるんじゃないかって、思ってもらうほうがいい。
(認知症って思われるより)
怠けてるって思われるほうが
私はマシだから。

サプリメント

79歳の女性は夫と二人で有料老人ホームで暮らしていた。吹き抜けのある豪奢なエントランスやレストランのようなダイニングルームが地域で話題になった施設だった。もの忘れ外来の初診時、本人はオペラにでも行くような盛装で来院した。大きな真珠のイヤリングは診察室に不似合いであった。夫もきちんと髪を整え小綺麗にしていたが、着ていたのはポロシャツであった。夫の服装のほうが私には自然に感じられた。自律神経症状を改善しようとサプリメントに月に数万円を費やしていた。しかしサプリメントにその金額をかけることに本人も違和感をもっていた。夫によれば誤って不要な品を購入したことも、同じ注文をしたこともなかったという。

本人、夫との対話を示す。

治療者　今日はもの忘れのご相談ですね?

本人　冷えと火照りがつらいんです。

治療者　その症状ですか？

本人　いいえ、認知症も心配です。

治療者　受診はご自分で判断してですか？

本人　はい。いい先生がいると聞いて。

治療者　それはもの忘れのいい先生？　それとも冷えのいい先生？（笑）。

本人　（笑）。

治療者　ご主人はどう思われますか？　奥様のもの忘れ。

夫　あまり心配していません。

治療者　しっかりしていると……。

夫　生活に不便はないですし。多少は（忘れることも）ありますけど。

治療者　さしあたり、今奥様がつらいのは冷えですね、それと火照りでしたっけ？

本人　そうです、それから冷や汗も。

治療者　冷えや火照りでどこか受診したことがありますか？

本人　何年か前、心療内科で薬（薬剤名は忘れたとのこと）をもらいました。でも具合が悪くなって止めました。そんな気がしただけだったのかもしれませんが。

治療者　その後は？

本人　内科の先生から漢方をもらっています。

治療者　効果は感じますか？

本人　少し効いているように思います。でも薬は怖いので、もっぱらサプリメントです。

治療者　そちらは効果を感じますか？

本人　わかりません。

治療者　何万円も使っているとおっしゃってました。

本人　そうなんです。友達から勧められるたびに自分なりに考えてはいるのですが。

治療者　もともとは冷えや火照りのためだったんですよね？

本人　はい。

治療者　人からよいと言われたものを試した。

本人　はい。

治療者　そして少しでも効いた感じがすると止めにくくなった。

本人　そうです。

治療者　それでだんだん増えた。

本人　はい。

治療者　あなたと同じ食事をとっているご主人は健康そうです。でもあなたは栄養素が足らないとサプリメントで補っている。

本人　……。

治療者　サプリメントの意味があるのは何らかの栄養素が不足している場合です。施設には栄養士がいるでしょうから、食事が栄養的に不足があるとは考えにくい。

本人　体重は減ってるんです。

夫　この前の（人間）ドックでも問題なかったよね。

治療者　何か心配事はありますか？　気にしていること、ご自身の健康以外で。家族のことでも、親戚のことでも、お金のことでも、不動産のことでも……、隣近所のトラブルでもいいです。小さなことでもいいので……。

本人　ないわよね？（夫を見る）。

夫　そうだな。

治療者　内容はおっしゃらないでいい。ただ思い当たることがあるかないか。

本人　ないです。心配するようなことは。

治療者　じゃあ、思い出したら教えてください。
　　　　（少し間をおいて）
治療者　サプリメントは量が多いですよね。
本人　それはそれは、もうホントに……。
治療者　管理だけでもたいへんですね。箱は整理して置いてるんですか？　場所もとるでしょ。
本人　押入れの中の収納ボックスに保管しています。
治療者　ひとつひとつ効果があるか確認しながら飲んでいる？
本人　まあ。
治療者　どのサプリメントを止めて、次はどれを飲もうとか……悩んだりしますか？
本人　いつも悩んでます。管理がたいへん。
治療者　ストレスになったりしますか？
本人　ホントにたいへん。
治療者　そこまでサプリメントを飲むようになったのは確かに理由があったと思うんです。
夫　病気知らずだよね、血統的にも……。
本人　……。

夫　子供たちが結婚して家を出て行った頃かな、急に老化防止とか言い出したんです。

治療者　お子さんを送り出してほっとした。

本人　……。

治療者　責任を果たした感じですね。

本人　そうですね。

治療者　さみしい気持ちもありましたか？

本人　いいえ、ありません。

治療者　どちらかというと達成感みたいな。

本人　そうですね。

治療者　役割を終えた感じ？

本人　それはありましたね。

治療者　誰しも若くありたいものです。お子さんに注いでいたエネルギーを次は自分に向けるようになる人もいます。

夫　（本人に）あるときから割と急に健康の本を買ったり、サプリメントのカタログを取り寄せたりするようになったよね。

治療者　もともと頑張り屋のタイプ？

本人　どちらかと言えばね。

治療者　向上心が強い？

夫　そうだろうな。習い事もひとつやふたつじゃなかった。

治療者　今は？

本人　体が気になってほとんど行かなくなりました。コロナ感染の心配もあって。

〈中略〉

治療者　悩み事はどのサプリメントを続けるかっていうこと（笑）。

本人　そうかもしれません（苦笑い）。

治療者　あなたの気持ちのどこかにサプリメントを止めてみようっていう気持ちはありませんか？

本人　わかりません。

治療者　「サプリメントなんて止めてみたら」って誰かに言ってほしい気持ちは？（笑）。

本人　さあ。

治療者　言ってくれることを待っているようなところは？

本人　あるかもしれません。

治療者　サプリメントを止めるのも続けるのもあなたの判断。

本人　自分ではどうしたらいいか……。

治療者　習い事を再開するのは難しいですか？

本人　やってみようと思ってるものもあります。

治療者　自分でどうしたらいいか判断に困るときに信頼できる人の意見に従うのもひとつのやり方ですよね。

本人　……。

治療者　ご主人に相談するのもいいやり方。

本人　言われてます。

治療者　なんて？

本人　サプリメントばっかり飲まなくてもいいんじゃないかって。

治療者　その意見に従ってみようと思ったことは？

本人　……。

治療者　私は会って間もないのでまだ信頼できませんね？

本人　いいえ信頼しています。

治療者　私が提案したら従う気持ちはありますか？

本人　はい。

治療者　サプリメントに関して私が提案するとすれば、どんな提案になるかわかりますか？

本人　わかります（笑）。

治療者　私の提案が。

本人　はい。

治療者　今までいろいろやってよくならなかったなら、その方法もよいかもしれません。

本人　はい。

治療者　では、1カ月ほど私の提案に従ってみますか？

本人　わかりました。

治療者　……（カルテの記入をしている）。

本人　先生、なんだか元気になりました。

治療者　そう簡単に元気にならないで（笑）。認知症に関しては心理検査やMRI検査をやってもよいと思いますが、まずはサプリメントを整理して、すっきりしてから検査しませんか？

本人　ストレスを減らしてからのほうが検査に集中できて成績も上がります。
なんだか認知症は心配じゃなくなりました。

初診の2週間後に、サプリメントを止めたが体調は変わらないとする手紙が届いた。流れるような手紙の文字に初診では感じられなかった自信を感じた。認知症に向き合うためにほかの不安や混乱はできる限り減らすのがよいと考えるが、この人の場合はその必要もなくなったのかもしれない。

1カ月後の再診で、サプリメントを止めたところ高血圧の薬も必要なくなったと話してくれた。また認知症の検査は半年先か1年先に延ばしたいとのことであった。認知症の可能性は否定できないが、少し時間をおいてあらためて自分を振り返ってから検査について話し合うことにした。その日の姿は初診と違って、友達と昼食にでも出かけるようなリラックスした服装であった。

孤食

その73歳の男性は妻を早くに亡くした。1年前に長年務めた会社の会長の座を息子に譲った。アルツハイマー型認知症と診断されたばかりであった。MMSEは19点で軽度ないし中等度の認知機能の低下が示唆された。コリンエステラーゼ阻害薬の服用を開始した。この人はいつも病院の受診に相応しくない高価な服や時計を身に着けていた。今回の受診では長男の妻が老舗の和菓子を持参した。予約しないと買えないような菓子だと医局員から聞いた。

その日の対話は本人、長男の妻（長男妻と記す）と私の三人で始まった。

治療者　顔色もよさそうですね。先日の健康診断でも何ひとつ異常がなかったそうで、優秀ですね。

本人　……。

長男妻　いつもお世話になっています。

治療者　（本人に）変わりないですか、体調はいかがでしょう？

本人　……(笑)。

治療者　気分を悪くしたり、何か心配になったり、イライラしたり……。

本人　ないです。

治療者　気持ちも落ち着いておられるんですね。

本人　……。

治療者　人間の器が大きい、私なんか認知症かもしれないと言われたらオロオロしてしまう(笑)。

本人　先生でも?

治療者　はい。○○さんは覚悟ができているといいますか……。(長男の妻に向かって)今日はご本人と二人で話せますか?

長男妻　出てましょうか。

(長男の妻が退室)

治療者　ところで、ご自身のもの忘れをどのように受け止めていらっしゃるのですか? 年を取れば誰でももの忘れをしますが、○○さんの場合はアルツハイマー型認知症という診断で、病名を伝えたときに気分を害したのではないかと、私は気を揉んでいました。

本人　そうでもないです。

治療者　認知症扱いされるのは嫌なものですよね。

本人　仕方ないです。

治療者　なかなか割り切れるものではないと思います。ご家族はどう思っていらっしゃるのでしょう。ご家族から言われることはありますか？

本人　とくにないです。

治療者　息子様とは住んでいらっしゃる建物が違うんでしたっけ？

本人　いえ。

治療者　息子様の奥様と……。

本人　孫が二人……。

治療者　二世帯住宅？

本人　私の部屋は奥の10畳です。

治療者　終日ずっと？

本人　だいたいそうです。

治療者　そこでお孫さんと遊んだり？

本人　孫は習い事で忙しいですから。

治療者　ご飯は……。

本人　時間になると嫁が部屋の前に置いておいてくれます。

治療者　お一人で食べるのですか？

本人　はい。

治療者　一人ですと自分の好きなペースで食べられていいですか？

本人　……。

治療者　昔からですか？

本人　現役のときは外食ばかりでした。

治療者　たまには誰かと一緒に食事をするのも悪くないですか？

本人　友達と食事したいですね。

治療者　お出かけは？

本人　リハビリセンターに。

治療者　お迎えが来るんですか？

本人　はい。

治療者　その格好で？

本人　（笑）もっと楽な格好です。
（間があって）
治療者　ちょっといいですか？
本人　はい？
治療者　若い頃の話、前にも聞きましたけど。
本人　はい。
治療者　会社を興したのは何歳でしたっけ？
本人　27です。
治療者　凄いですね。
本人　そういう時代でした。なんでもできた時代。やる気さえあれば。
治療者　それから奥様との出会い。前にも聞きましたね。
本人　取引先の社長さんが間に入ってくれまして。
治療者　初めて会ったときの奥様の格好って憶えていらっしゃいます？
本人　……。
治療者　昔の話ですものね。

本人　水色のワンピース。

治療者　ああ、憶えていらっしゃるんだ。

本人　……。

治療者　綺麗だった？

本人　いえいえ。

治療者　それは亡くなった奥様に失礼かもしれません（笑）。

本人　（笑）。

治療者　（奥様は）はつらつとして。

本人　……。

治療者　デートとか。

本人　当時は映画かダンスホールでしたね。

治療者　モダンガールとモダンボーイ。

本人　（大笑い）。

治療者　当時の写真とかあるのですか？

本人　旅行に行ったときは撮りましたね。

治療者　ご自分でカメラをもってらして？

本人　ローライフレックス。

治療者　レンズがふたつ付いて上から覗くやつ（笑）。

本人　よくご存じですね。親父が買ってくれました。

治療者　それで写真も……。

本人　たくさん撮りました。

治療者　残ってますか？

本人　もう見てないです。

治療者　見たいです。

本人　どこにいったかわかりませんわ。

治療者　今度ぜひ。

本人　あるかな。

この人が一代で築き上げた企業グループは、現在後継者問題で家族が巻き込まれて揉めているとのこと。本人は家族とひとつ屋根の下で暮らしていたが、孤立しているように思えた。

後日の長男の妻の話では、この日の帰宅後に突然押入れを片付け始めたという。しかし片付かずに部屋を散らかすばかりで困ったという。家族は認知症が進行したのではないかと心配した。私は何か捜し物でもあったのではないかと長男の妻に話した。本人が写真のことを自分から言わなかったので私はその気持ちを尊重した。

ときにはご本人を交えて一緒に夕食をとってみたらいいのではと提案したところ、長男の妻は唐突に感じたようであった。確かに今の心理的関係のまま一緒に夕食をとっても本人はさみしさを強めるだけかもしれない。真の孤独は一人暮らしにあるのではなく、家族の中にあるのだと思い知らされた。

食材日記

71歳の軽度のアルツハイマー型認知症の男性は妻、娘と三人で暮らしていた。記憶障害は顕著であったが、ほかの認知機能の低下は軽度であった。物腰の柔らかい男性であった。営業職で定年まで勤めたあと、先月まで近所の碁会所に通っていた。

役所に勤める娘は、認知症とわかるまで父との会話もなかったが、診断されてからはインターネットや雑誌で情報を集め、運動や知的刺激となるような活動を本人に勧めていた。娘なりに懸命であった。本人も娘の言うことを聞いて素直に取り組んだが続かなかった。

受診には娘が付き添っていた。初診から3回目の受診であった。その日も診察の途中から私は娘に失望していた。

治療者　日記をつけていたのですか?

娘　（認知症）予防になると聞いたので。

治療者　でも、お父様は止めてしまった。

娘　一時やりましたよ。でも続かなかった。（本人に）勝手に止めちゃったよね？

本人　やりましたけど、書くことがなくて。

娘　忘れるからでしょ。でも1回か2回は書いたわよね。

治療者　書いてみて、どうでした？

本人　……。

治療者　娘さんは忘れても頑張って書いたほうがいいと思ったのですね。

本人　短い文章なら書けるけど。

娘　でも書けなかった。

治療者　無理はしないほうがいいです。やりたくないことは。

娘　最近は、食べたものを書くようにしたんです。

治療者　はあ？

本人　書いてますよ、ほら（と言ってノートを見せてくれた。小学生用の学習ノートに、○月○日　朝、たまご、のり、みそ汁などと書いてあった）。

治療者　すごいね。でも、その食べ物を書くっていうのは、どこかの先生がいいって言ったのですか？

娘　日記を書くのがいいと思ったので、その代わりに。日記はもう書けないから。で、次にメニューを書くことにしたんです。最近はメニューが出てこなくなったので、食材を書いたらいいって私が言ったのです。

治療者　あなたが言ったの？

娘　はい。

本人　毎日書いてますよ、先生。

娘　ちょくちょく抜けるけどね。

本人　書いてますよ、毎日。先生、頑張ってます、ほら（と再びノートの別のページを見せてくれた）。

娘　3食は無理だけどね。

治療者　（あなたの人生の最後が）それでいいのですか？　ほかにできることがあったらいいのに。

本人　……。

治療者　お父様、元気だったらこんなの書くかな？

娘　まさか、書かないでしょ（苦笑い）。

治療者　認知症だから書かせるの？

娘　まあ、そういうことです。

治療者　私の想像ですけど、お父様はノートを書くのは別に好きじゃないけど、娘のあなたが言うので頑張って書いている。いいと信じて書いている。娘を信じようとしている。

娘　……。

治療者　お父様がノートを毎回忘れずに書いてくれたら、あなたは満足？

娘　……。

治療者　お父様は、今、せっかく家族と一緒に居られるのにね。普通の家族なら一緒におしゃべりしながらご飯食べたりテレビを観たりしているんじゃない？

娘　……。

治療者　今、お父様は、幸せだと思います？

同席していた研修医は、認知症を受け入れられない家族が、治療者（私）に「それであなたは満足か？」「お父様は幸せだと思うか？」とまで言わせてしまうところが怖いと言った。

懸命に娘の指示に従っている本人が哀れに思えた。「よっぽど自分が好きなことならいいが、効果も不明で意味がない」という言葉を私は飲み込んだ。娘にとっては私の発言が不本意だったのであろう。この後、この親子が私の外来に来ることはなかった。

研修医の手本になる対話ではなかった。治療者として本人を心配する家族の想いをくみながら言葉を工夫すべきであった。これからの暮らしについて本人や家族とともに辛抱強く考えるべきであった。

失　望

本人

認知症になって、
私はあの人をがっかりさせてるんだって、
ずっと思ってるんです。

家族の支え

告知後に本人と家族が心理的に安定するためには、月単位や年単位の時間を必要とする。その間に病気に関する知識を整理したり、病気と向き合う覚悟を決めるのであろう。病識が鮮明になる本人も少なくない。

ある70歳の男性は軽度のアルツハイマー型認知症（ＭＭＳＥ：22点）と診断された。本人が始めた乾物の卸問屋を息子が引き継いだが、昔からの取引先やお得意さんは本人と妻が接客していた。初診から半年が経過していた。

本人、妻との対話を示す。

治療者　（本人に）いかがですか？

妻　同じ書類を何枚も作ってしまいます。

治療者　お二人が担当する仕事は奥様が決めていらっしゃるのですか？

妻　道が全然わからなくなりました。

治療者　配達先のことですか？

妻　長い付き合いのところは主人が届けているので。

治療者　迷ってしまうことがあるのですね。

妻　地図を見てもどうやって行ったらいいかわからない。

治療者　行き慣れていた場所ですか？

妻　そうです。昔からのお得意様ですから。

治療者　（本人に）景色が見たことがないように感じてしまうと焦りますよね。

妻　いや、景色が変わってなくてもわからなくなりました。地図がわからなくなったのでしょうか。

（間をおいて）

治療者　最近はお二人（本人と妻）の顔が穏やかですね。初めて病院に来たときとはずいぶん違うように私には見えます。

本人　そうですか？

治療者　（本人に）ほかのご家族もそうですが、ご本人の顔と介護されている家族の顔はだいたい似ちゃうんです。一方の顔色がすぐれないときはもう一方の顔色もすぐれない。ご家族に余裕があるとご本人の表情もよくなります。

本人　私が失敗するたびに妻が驚いていたので、私もどうしていいかわかりませんでした。自信もなくしました。

治療者　今は違う感じがしますか？

本人　はい。

治療者　ご自分の気持ちの違いを感じるのですね？

本人　全然違います。

治療者　お互いに余裕が出てきたんですね？

本人　そうですね。周りが見えるようになりました。

治療者　（妻に）奥様はえらいですね。

妻　はい？

治療者　普通はなかなか慣れないものです。中には2年も3年もかかってからやっと少し変われたという人もいます。奥様はまだ半年ですもの。

妻　そうですか？

治療者　ご自身は変わったと感じますか？

妻　諦めた感じ。

本人　とにかく一番ありがたいのは、自分がトンチンカンなことをしても妻が急に驚かなくなったこと、それがありがたい。本当に。

治療者　（本人に）安心していられるのですね。（妻に）ご自身の変化はお感じになりますか？

妻　さあ。

治療者　でもご主人は前とずいぶん違うと感じているようです。奥様の様子もきっと変わったのだと思います。

妻　そうかしら？

治療者　それが最近のお二人の安定に結び付いているのだと思います。

告知の際に混乱している妻と対照的に、本人はどこか開き直っているところがあった。漠然とではあれすでに認知症を覚悟していたように感じられた。その点で私は本人を心強く思った。二人の仕事は妻がすべて管理していたが、この夫婦を心理的に支えているのは本人だと思った。家族を支えるにはまず認知症の本人を支えることが有効と考えられた。

別れはすんでいた

配偶者の死は悲哀などの抑うつや孤独といった深刻な問題をしばしば引き起こす。しかし人によっては、配偶者の喪失そのものではなく、むしろそれに伴う暮らしの変化が致命的に作用したと考えられる場合もある。

軽度認知障害（ＭＣＩ）の72歳の女性は半年前に夫を亡くしてから無気力な日々が続いていた。地味で整った服装と真っすぐに伸びた背筋から厳格な家庭で躾けられたことがうかがわれた。

その日の話題は食事であった。本人、娘との対話を示す。

本人　思ったより重いんですね。主人のことが。

治療者　今までしていたことが全部変わりますもの。

本人　主人が亡くなったことで自分が今まで振り回されていたという感じがぐっときたといいますか、簡単な片付けでも全然違うんですね。自分でも四十九日がすめば少しはすっきりするかなって思ってましたけど、それはなかったです。

治療者　ご主人が亡くなって半年して初めて少し元の生活に戻れたという人もいます。1年してはじめてこんなふうに暮らしていけばいいんだとわかった人もいます。

本人　自分の体調をまず戻さなくてはいけないと。

娘　食べ方が少ないんですよ。

治療者　食事が減っているのは何が一番（の原因）ですかね。

本人　……。

治療者　もちろんご主人を亡くしたことはそれ以上ないくらいたいへんなことなのですが。それ以外で。

本人　朝7時に主人を起こしてすぐ食事というように決まってましたでしょ。それが一人になるとルーズになってしまいまして。

治療者　それは自分でもよくないと感じていらっしゃるのですね。日に3回食べていらっしゃるの？

本人　お弁当をね、届けてもらってるんです。それをお昼にいただいてまして。

治療者　お弁当は（日に）1回だけ？

本人　半分しか食べられない。

治療者　（残りは）冷蔵庫とかにしまっておいて？

本人　朝に回したり。

娘　昨日の夜は塩大福1個。昼はお弁当を半分、残りのご飯で、お手伝いさんにおにぎり作ってもらって。

本人　……。

娘　大福1個って少ないですよね、先生。それが娘としては心配。

治療者　（本人に）なんでみんな食べたほうがいいって言うんでしょうね。

本人　体力がつかないから。

治療者　（本人に）なんで体力つけたほうがいいって言うんでしょうね。

本人　わかるんですけど。

治療者　わかるっていうのは何が？（食べないと）身体悪くするから？

本人　食べることが一番でしょうけど。

治療者　これから、どういうふうに暮らしていくのがいいのかって。

本人　そうですよね。

治療者　こんなふうに暮らしたいっていうのがあれば、そのために食べるでしょ。やっぱり生きていくには意味を感じられたほうがね。

本人　望みがなければ生きるあれがないですよね。

治療者　それがなくてご飯食べたほうがいいとか栄養剤飲めって言われてもね。そのうちに、なんとなく生きてるし、元気でいることは家族みんなが望んでるし、一応ご飯食べて、そのうちいいことあるかもしれない……みたいになっていくのかもしれないけど。

本人　……。

治療者　惰性で生きていくのはやっぱり空しくなってしまうのではないかと思うんです。とくにあなたの場合は生活の中心だったご主人が亡くなって生きる意味が大きく見直されるときなのでちょっと心配です。

本人　そうですね、そういう感じかもしれません。とくに最近娘の元気さが眩しくてね。まあ娘は小さな頃からそうでしたけど。

娘　穴が開いたみたいな感じなのですか？

治療者　穴をどんなふうに埋めようかと思ってもお母様の頭の上をただ健康や医学に関する助言が行ったり来たりしている。

〈中略〉

娘　（治療者に向かって）もともと絵を描いていたんですね。風景画を。で、先月うちに泊まりに来たときもスケッチブックを出したら、1時間ぐらいでぱあって風景を色鉛筆で薄くパステル状にホントに上手に描いて、ああ、こういうのまた描けるといいねって言ったけど、それ1枚きり。

別の日の対話では夫との別離の話になった。

治療者　お父様は長くふせっていらっしゃった？

本人　6年くらい。

治療者　亡くなったときの悲しみというか。

本人　最期が近づいていたことはわかってたので最後は悲しいというより、お父さんお疲れさま、これまでありがとうって感じ。

治療者　苦しんでいらした？

本人　つらかったと思います。

治療者　たいへんな介護をしていたのに、ありがとうって言えたんですね。

本人　いや、もともとたいへんではなかったのです。お手伝いさんも二人いて、交代で、私は苦労はなかったです。本当に主人にお疲れさまっていう感じ。

治療者　別れの悲しさは？

本人　なかったのです。

娘　そうだったんだね。

本人　(娘のほうを見て) ごめんなさいね。私、冷たいわね。

治療者　そんなことはないと思います。娘さんはお父様が亡くなったときがまさにお別れだったのでしょうけど、お母様は違った。最期が来たときはもうご主人とのお別れがすんでいたのだと思います。6年という時間をかけてゆっくりとお別れをしていたのではないかと思います。

本人　さあ。

また別の日の対話は笑顔で始まった。私に頼る気持ちが薄れたようで、私には本人の態度がよそよそしく感じられた。強さを取り戻したためであろう。

治療者　今のお母様に、何か楽しみなさいって言うのは難しいでしょうか？

娘　散歩に行って、花がけっこう好きなので、道端の、詳しいんですね。あれ何あれ何って聞くと、なんとかって答えてくれるんで、私も一緒に歩くのが楽しいんで歩こうとするんですけど。

治療者　うんうん。

娘　ほとんど毎日なるべく行くようにして、お昼一緒に食べるようにするんですけど。お腹がグーグーなるのですけど、本人はお腹空かないって。

治療者　（本人に向かって）食べたくないですか？

本人　そういうわけでもない。

治療者　無理して食べなくてもいいという感じ？

本人　そうかな。

治療者　お母様の中で、お腹を満たすことは二の次で、それを周りが理解するところから始めないといけないかな。

本人　……。

娘　常々言ってたんですよ。「私、パパが死んだら多分ほとんど食べられない、食べないかも」って。よく言ってた。でもこの前は豆かん美味しそうにパクパク食べてたね。ホント美味しそうだった。

治療者　自分の人生だから最後は自分で決めていい。甘いものがお好きならほかのことは保留にして好きなものを美味しく食べる。1日に1回でも2回でも。食べなきゃいけないというのではなくて。

本人　……。

治療者　それから認知症のお薬。どうしましょう。お飲みになります？　今の時点で認知症の薬を飲むことにどれだけの意味があるかわからないところもあるけれど、飲まずに時間が経ってしまってから後悔してほしくないので。一応考えたほうが……。

本人　飲めますよ、それは無理せず飲める。

治療者　どっちでもいいと思っているなら、私や娘さんからの勧めとして飲んでくださいます？　検査の成績が下がってきているので。もちろん検査なんかで見ているのはあなたの一面でしかないけど、でも治療薬の効果は判断できるので。

本人　……。

治療者　本当は、娘さんもあなたが自分のために食べたり薬飲んだりしてほしいと思っているけど。

本人　わかっています。

娘　他人のためにする人ではないかな。

治療者　気が向いたときだけでも。

本人　（満面の笑みで）はい。

治療者　今日まで（薬を）飲んでなかったですよね。その気持ちもわからないではない。効果を感じられなかったのですね。飲んでも飲まなくても結果が変わらないなら飲まなくても同じですものね。でも飲みたくないというのでなければ……。

本人　（満面の笑みで）はい。

治療者　（娘に向かって）こういう（笑）、この笑顔は信じていいの？

娘　私もだまされる（笑）。本当に飲んでくれる？

治療者　でももし約束をしてくれたら、やるほうよね。

本人　お願いします。

治療者　これで飲んでくれなかったら、私は傷つくな（笑）。

本人　はい（笑）。

治療者　娘さんはこの笑顔に傷つけられてきたんだ。旦那さんのためには頑張ったけど、娘さんは

本人　傷つけたね。

治療者　はい（笑）。

本人　変われそう？　何もしたくない自分から。

治療者　わからない。

本人　無理をして、気持ちを明るくしないといけないとか、何かやらないとかは考えないでほしい。それは意味がないから。

娘　……。

本人　そうは思いません。

治療者　無理はしてほしくないのですが、しばらくしたら、気分は少しずつでも変わっていきそうな予感と言いますか、少しでもそんな感じはありますか？

本人　わからない。

治療者　でもさしあたり、明日豆かん食べますか（笑）。

本人　楽しみです（笑）。

治療者　それでいいです。無理に自分に言い聞かせなくていい。変われるときは変われるから。今日もお会いできてよかった。

お手伝いさんとの新しい生活を構築できたらよいと思った。しかし無理をしても変わらないであろうし、無理に変えたとしても、それは精神的に好ましい状態ではないであろうと思った。一方で、本人の肩に力の入っていない状態は情緒的安定という観点から予後のよさを感じさせるものであった。

暴　力

本人

それをした自分を、
客観的に見ていた自分がいたんです。
こんなこと家族には言えないですけど。

補稿4　障がい者扱い

告知を受けたときの絶望を、多くの認知症の人が講演や手記に残している。一見して前向きに見える人でも、失敗や周囲の叱責で繰り返し傷ついていたことがわかる。「家族の顔もわからなくなる」、「自分のこともわからなくなる」といった偏見も絶望を助長しているに違いない。

確かに人によっては進行が速く、自分自身のことや家族の顔がわからなくなる人がいないわけではない。しかしそれはごく一部である。近年、認知症を理由に医療機関を受診する人はますます増えているが、そうした進行の速い例に遭遇することはじつに珍しい。

しかし「認知症」と聞くとやはり右記のようにイメージしてしまう。偏見とはじつに根深く恐ろしいものである。認知症の人が「希望ある社会」と繰り返し著書や講演会で訴えるのはまさにその絶望の表れだろう。絶望したことがなければ希望という言葉も口にすることはないと思うから。

私は認知症の人が絶望と背中合わせで暮らしていることを知ってから、「あなたにはまだまだ多くの可能性が残されている」と信じられるように、「あなた自身がいなくなってしまうことはない」と思えるように、そして「あなたは誰かとつながっている」と感じられるように言葉を選んできた。そう考えることが現実を許容する強さにつながると考えたからである。

診察室に呼び入れるとき、同伴した家族や専門職から「一緒でいいですか」と聞かれれば「聞くのは私にではなく本人にですね」と言い、本人に「一緒でいいですか」と尋ねる。自律性を尊重することで、自己効力感を少しでも回復してほしいと考える。同伴者が「本人が、最近は○○ができなくなりました」と言えば、私は「注意していないと失敗するかもしれませんが、できないわけではないでしょう」、「時間はかかるでしょうが、できないわけではないでしょう」と返している。

本人にも「病院に通い始めた頃は誰しも病気を受け入れられず混乱するものです。自分の状態がとても悪く感じられたでしょう。しかし落ち着いてくれば今よりずっといろいろなことができるようになります」と未来に期待できるように私は話している。

さらに重要なことは、認知症の人に「話ができない人」とか、「話を理解できない人」として話しかけるのでなく、「普通の人」として話しかけることである。もちろん、幻覚や妄想の強い人、意識障害のある人、不安や焦燥感に圧倒されている人は、初めから障がいのある人として話してもよい。しかしほとんどの認知症の人にとって、余計に気遣った話し方は必要がなく、本人を失望させるものである。

話が十分に伝わっていないと感じたときだけ、視線をしっかり合わせるなり声を大きくして間を置くなりして話せばよい。普通に話ができる人に「障がい者扱い」や「認知症扱い」をする必要はない。普通でない話し方をして「もはやあなたは普通ではなくなった」と思わせる必要はない。自尊感情や自己効力感を低下させてしまう。

むしろ会話に困難があっても、あなたが認知症の人に普通に話しかけることで、本人は一人前の人として扱われたと感じ、頑張って自分の気持ちを伝えようとするかもしれない。人は期待されればそれに応えようとするものではないか。もし「認知症の人」として話しかけられている認知症の人がいたら、われわれ専門職は普通の人として話しかけ、本人が自信と意欲を取り戻す機会にしたいと思う。

認知症の人との対話　3

変わりましたか？

前年に大学教授を定年退職した68歳の男性は、自分の気持ちを上手に言語化することができた。せっかちな性格でいつも早口で話した。診断はアルツハイマー型認知症で、神経心理検査の結果から中等度に進行した認知症と判断した。しかし、会話能力は全般的な認知機能のレベルとは一致していなかった。この人に高い言語能力を感じた。

本人　私が認知症になって変わったと思いますか？

治療者　私は病気になる前のあなたを知らないですから。

本人　いえ、病院に来たばかりの頃は症状がはっきりしなかったでしょ、検査でも。そのときと薬を飲んでいる今とでどう変わったかを知りたいのです。周りから見ても進行しているのかと思いまして。

治療者　確かに初診のときは症状が目立っていなかったので、そのときから現在までの変化ということなら私は見ていたことになる。けれどこうして話していても、あまり違いを感じないです。

本人　家族は悪くなった悪くなったって言うので、近所の人や友達はどう見ているのか気になりまして。

治療者　多くの家族は進行への不安があって、悪いところをどうしても探してしまう。認知症になる前は意識していなかったところまで見てしまう。実際はあまり変わっていなかったとしてもです。

本人　お世辞じゃなくて？

治療者　ええ（笑）、ほかのご家族でも「悪くなった」という家族と「あまり変わっていない」という家族の違いは、本人の変化ではなく、家族の気持ちのもち方が大いに関係しますね。

本人　私を励ますためじゃなくて？

治療者　ではなくて（笑）。

本人　希望が出てきました（笑）。

治療者　認知症というとまずもの忘れですよね。それは避けられない。よくならない。ですので、自分らしく生きられるかどうかの分かれめは、失敗の回数ではなく、助けをいくら借りてもいいので、日課を続けられるか否かです。

本人　確かに私も、まだこれはできる、あれはできるって懸命に自分に言い聞かせています。

治療者　周りもそういうふうに見てもらえたらと思うのです。親友なら忘れることを初めから話してしまっていいと思います。そこをわかってもらったほうが、逆に自分の変わらないところをちゃんと見てもらえると思います。

本人　友人もいろいろで。症状の話もできるかどうか迷う人は多いです。そういうことを明るく言う自信が私にはないので。

治療者　無理はしなくていいです。流れに任せたほうが自然にいくことも多いでしょうから。

本人　……。

治療者　でも別の意味では変わりましたね。思い返すと。

本人　そうですか？

治療者　初診の頃とやはり変わったと思います。

本人　そう思います？

治療者　とても強くなられたと思います。

本人　自分のことを話していて落ち込むこともありますけど、心配ばかりしている家族に比べれば覚悟ができたようには感じます、偉そうに言いますが。

治療者　それが○○さんのよいところです。

本人　最近は家族ほど認知症に振り回されなくなったと言いますか、自分で言うのもおかしいですけど。

治療者　担当医として心強いです。

本人のこうした変化が感じられると、治療が大きく前進したことを実感する。近いうちに安定した日常を取り戻せるのではないかと期待することができる。もちろん症状と付き合いながら、そして数々の失敗を経験しながら暮らしていくことにはなるが。

諦めろってことですよね

その58歳の男性は、若年性アルツハイマー型認知症の診断を受けたときに会社の執行役員を降りた。認知症は軽度（ＭＭＳＥ：23点、ＡＤＡＳ－ｃｏｇ：11点）と考えられたが、この1年は症状の悪化が目立ち、今後のさらなる進行も懸念された。

普段の診察では、体調、気分、服薬、日課について淡々と話したが、ある日の診察で堰を切ったようにそれまで口にしなかった想いを表出した。

治療者　あなたの落ち着いたところにいつも感心しているんですよ。

本人　そんなことありません。また忘れてきたんですよ。

治療者　……荷物？　どこに？

本人　囲碁の会で。荷物置き場に。

治療者　ああ。

本人　進んでるって実感しています。

治療者　……。

本人　（認知症が）治ったらいいなって思いますよ。（診断が）間違いだったらいいなってそれは思いますよ。

治療者　いまだに？（これは不適切な発言であった。私はこの人は冷静で洞察力があり、すっかり病気を受容しているものと思い込んでいた）。

本人　さすがに最近は診断が間違いだという夢は見なくなりましたけど。

治療者　……。

（間があって）

治療者　普段は考えないようにしているのですか？

本人　そうでもありませんが。

治療者　……。

本人　保留にしている。先生から昔言われたように。妻もそれがいいって。

治療者　……。

本人　受け入れるのは難しいです。

治療者　……。

本人　簡単じゃない。

治療者　おっしゃる通り。

本人　受け入れるっていうのは諦めるってことですよね？

治療者　でも、リハビリも治療も止めないほうがいいと思いますよ。

本人　もちろんです。止めるつもりはない。でも、よくなることを諦めろってことですよね？

治療者　確かにどうしても諦めなければならないこともあるんですよ。

本人　諦めることばっかりです。治らないんだから。

治療者　でも、まだまだできることはたくさんありますよね。

本人　本には受容なんて書いてありますが、要は諦めろってことでしょ？

治療者　確かに諦められるものではない。

本人　絶望しろってことですよ。

治療者　諦めるなんて簡単にできることではないです。

本人　先生は今の治療にどのくらい効果があると思っていますか？

治療者　これでも進むのを遅らせていると思っています。

本人　……ただそれを続けるだけですよね。

治療者　……。

本人　いったいどれだけの人が受容できるんですか？

治療者　それぞれの人にはタイミングがあると思います。どうしてもそれなりの時間が必要ではないかと。

本人　……。

治療者　半分まで受け入れたところで止まって、さしあたり受け入れるのはそこまでにして暮らしている人もいます。

本人　……。

このやり取りののちに、しばらく沈黙が続いて診察を終えた。その後の診察で、このような本人の訴えを聞くことはなかった。「普通にやってますよ」「もの忘れはひどいけど」「自分にはがっかりしてばっかりですけど」と淡々と話す従来の診察に戻った。

1回だけにせよ、右記のような陰性感情の訴えができたことに大きな意味があったと考える。そうした語りを聴いてくれる人として認めてもらえたことは治療者として認めてもらえたことでもある。認知症の場合は陰性感情を家族や第三者の前で言語化できる機会が少ない。そうした訴えが聞けたときには逃さずにていねいに時間をかけて聴き、受け止める努力をしなければならないと思う。

受　診

治療者　受診してホントによかったのですか？

本人　ホントにそう思いますよ。

治療者　心の底からそう思いますか？

本人　……。

塗り絵

彼女は学生時代から「職業婦人」に憧れたが、夫の家族から請われ、結婚とともに仕事を辞めた。夫の家族は、彼女の効率的な時間の使い方と家事の手際のよさに驚いたという。「完璧」な主婦であったという。

現在は夫を亡くし娘夫婦、孫（中学生）と住んでいたが、79歳でアルツハイマー型認知症と診断された。医療機関を受診したときにはすでに中等度の認知機能低下があった（MMSE：15点、ADAS-cog：14点）。

家族の勧めでデイケアに参加した。デイケアは気に入っていなかったが、不満を口にすることはなかった。毎回淡々と参加した。ある日のデイケアで塗り絵を行ったところ、彼女は黒のクレヨンだけを使って塗り上げた。塗った絵にはムラがなく線からはみ出したところはなかったが、できあがった絵は紙全体が真っ黒だった。

本人との対話を示す。同席した娘はほとんど話さず二人のやり取りを聞いていた。

治療者　とても器用でいらっしゃる。

本人　（私に視線を合わすことなく）そうでもないです。

治療者　塗り絵は退屈だったのですね。

本人　そうでもないです。

治療者　楽しくなかった？

本人　せっかく準備してもらったけど……。

治療者　つまらなかった？

本人　先生は関係ない。

治療者　いや、私も（デイケアを）勧めたから。昼間は家で一人なので。

本人　塗り絵はもういいわ。

治療者　そうですね。もしかしたらほかのプログラムもあまり楽しくなかったのではないですか？

本人　好きじゃないわ。

治療者　幼稚かな？　くだらない？　子供の遊び？

本人　時間の無駄かな。

治療者　今まであなたにがまんさせていたことを知って胸が痛みます。ごめんなさい。

本人　仕方ないわ。

治療者　デイケアは行かないほうがいいですね。

娘　（驚いた様子）。

本人　でも家ではやることがない。

治療者　家族もよかれと思って。

本人　（家に）一人でいると家族が心配だから。

治療者　家族は頭や体を使ったほうがいいと思って。

本人　わかってます。

治療者　それで……。

本人　仕方ないの。

治療者　でも、嫌なことをさせられるのはどうかな。

本人　そうでもない。

治療者　これからどうします？

娘　（心配そうに本人を見る）。

本人　デイケアしか行くところ、ありませんから。

娘　ケアマネと相談して行くところを変えてみたのですが。

治療者　ほかの人もがまんして行っているのかしら？

本人　どうですか。

治療者　だからあなたにも行ってほしいという意味ではありません。

本人　……。

治療者　もし家族や私に気兼ねなく、自分の意見だけで行くか行かないか決めるとしたら？

本人　行きますよ。

娘　お母さん、ごめんね。ほかにいいところないか探すから。

半年後に、娘がみつけてきたフラワーアレンジメントと編み物の会に参加することになった。これは介護サービスではなく一般の同好会であったが「彼女の作品はトップクラス」だと先生は評したとのことである。

後日、デイケアの新人スタッフが右記のエピソードを知らず、再び塗り絵を行ってしまった。しかし彼女はたくさんの色を使ってきれいに塗ったそうである。デイケアに参加する彼女の様子は以前と変わらず淡々としていた。

現在の介護サービスは認知症の本人たちの忍耐と寛容さがあることで成立しているところが多い。医療も同様かもしれない。すぐにそれを変えられないが、そこに生じている本人の想いを理解することに私は努めたいと思う。

黒いクレヨンだけで塗り上げたことが彼女にとって重要な意味があったと考える。彼女に「真っ黒に塗ったら周りはびっくりしたんじゃない？」「作戦成功って感じ？」と冗談めかして私が言ったら、本人は怖い顔で私をじっと見つめて何も言わなかった。

一方、デイケアのスタッフは、黒い塗り絵を見て色の違いがわからなくなったと家族に報告した。その話を聞いて私はそのスタッフにひどく失望した。黒で塗らずに塗り絵を丸めて捨てたら「ＢＰＳＤ」と言われたに違いない。もうこれ以上医療もケアも本人を見失ってはならない。

ちゃんと話そうとしなくていいです

72歳のアルツハイマー型認知症の女性は自分の状態についてノートを見ながら報告しようとしていた。何かを探すように慌てて大学ノートのページをめくっていた。ページを進んだかと思えば戻ったりした。その女性と夫との対話を示す。

本人　えーと……。
夫　もっと後の方（のページ）に書いてあったんじゃない？
本人　そうだっけ？（といってページをめくり続けている）。
治療者　焦らなくていいです。時間はあります。ちゃんと話そうとしなくていいです。話の内容が矛盾していてもいいです。私もそう。
本人　……。
治療者　さしあたり思いついたことを何か言ってくれればいい。そしたら私が何か言うから。それが診察の目的。言葉は大した問題ではないです。どんな思いで話すかが大事。

道連れ

大柄で意志の強そうな82歳の女性は夫と二人暮らしであった。脳血管障害を伴うアルツハイマー型認知症と診断されてから5年以上が経っていた。糖尿病のコントロールのために大学病院の内科病棟にしばしば入院していたが、2年前に脳梗塞を起こしてからは入院のたびに低活動性のせん妄(19)を起こした。歩行が徐々に不安定になっていたが、認知機能に関してはあまり変化がなかった。

今回の入院でも初日からせん妄を起こした。翌朝に私が往診するとベッド上に背筋を伸ばして座り白い壁を見ていた。しっかりした表情に見えたが、突然にドラマのセリフのように「道連れにしてあげる」とつぶやいた。前夜のせん妄がまだ続いていると私は考えた。退院後もそのときの彼女の姿が私の頭から離れなかった。私は外来受診のたびにそのセリフを思い出した。

歩けないわけではなかったが、毎回車椅子に乗り夫に押してもらって診察室まで来ていた。しかし診察室に夫が入ることはなかった。夫が本人に遠慮しているのか、本人が希望してそうしているのかはわからなかった。

半年経ったある日の対話を示す。

治療者　入院中にそうおっしゃったんです。

本人　憶えてないです（苦笑い）。

治療者　半年前ですからね。せん妄という状態だったと思います。

本人　センモウ。そう言えば、そんな説明を受けたかもしれません。

治療者　もうろう状態とも夢を見ている状態とも言える状態で、ベッドから起きてどこかへ歩いて行こうとしたり、幻覚が見えたりすることもあります。

本人　歩いたのですか？

治療者　そのときは歩いたり幻覚はなかったと思いますが、せん妄はあったと思います。

本人　怖いですね。

治療者　本人は憶えていないものです。

本人　……。

治療者　その翌朝に、おっしゃったんです。

本人　道連れ？

治療者　それが私の頭からずっと離れなくて、あなたに会うたびに思い出していました。しっかりした顔でしたけど憶えていないのですね。

本人　先生が来てくれたことは憶えています。

治療者　そう？

本人　……なんとなく。でももしかしたら、あとから看護師さんから聞いた話を自分で見たように思っているのかもしれません。別の日のことかもしれませんし。

治療者　どこかで見たドラマのセリフが記憶に残っていたのかもしれません。

本人　そうかもしれません。

治療者　ずっと前のことは、実際の映像と夢や想像上の映像とを区別するのは難しいですね。

本人　でも私の正直な気持ちです。

治療者　はい？

本人　ほかに何を言ったかわかりませんが嘘ではない私の気持ちです。最近ますますそう考えるようになりました。

そこから夫の話になり、1時間以上続いた。診察は長くても15分から20分程度に抑えることにしているが、そのときは途中で終わらせることができなかった。その日の外来の最後の患者であったことも幸いした。

地味で控えめな夫の風貌からは想像できない話であった。夫の女性問題は結婚してから最近まで絶えることがなかったこと、女性の声で不審な電話が何度もあったこと、並行して常に二人、三人の女性と付き合っていたこと、妊娠させて中絶させたこともあったこと、別れてから自殺した人がいたこと、それは夫の治らない「病気」と考えて離婚しようと思っていたことを話してくれた。しかし自分が認知症と診断されてからは絶対に離婚しないと心に決めたという。

本人は夫の前で浮気のことを口にしたことはないという。しかし今は夫が「女中（本人述）」のように文句ひとつなく「私の言うことをすべて聞いてくれる」という。重要な商談がある日にホテルで一緒にランチを食べたいとわがままを言ったら、仕事を休んでくれたらしい。それが「道連れ」の意味だったのであろうか。最近でもたびたび入院しているが、この対話ののちに彼女は一度もせん妄を起こしていない。また最近は外来での表情がさらに自信に満ちたものになった。

(19) せん妄とは意識障害の一形態であり、活動が活発になる場合（落ち着かない状態に見えたりする）と、活動が低下する場合（ぼんやりしているように見えたりする）がある。低活動性のせん妄では、注意や見当識や記憶能力が変動し、物事に集中できなくなり、注意が散漫になる。また、現在の時間や自分のいる場所の認識が曖昧になり、出来事の記憶が断片的になる。さらに幻覚や興奮やまとまりのない行動は少なく、不活発に見えることが多い。

言いたいこと

本人

先生、でも私は自分が何を言いたいかがわからないんですよ。

（59歳、女性、若年性アルツハイマー型認知症、中等度）

訪問勧誘

71歳の女性は3年前に夫を亡くし、一人暮らしをしていた。家族によれば1～2年前には千万円単位の預貯金があったという。家族が気付いたときの残金は数十万円であった。リフォーム詐欺や悪質な訪問販売の被害にあったことが自宅に残されていた領収書らしき書類から判明した。それらの領収書は架空の会社のものか、電話番号や住所がかすれて判読できないものであった。県警察の生活安全課や消費者センター、詐欺に詳しい弁護士などに相談したが、打つ手はなかった。

それを機に2～3カ月に一度、他県に住む長男や次男が頻繁に顔を見に来るようになり、もの忘れ外来への通院もはじまった。診断はアルツハイマー型認知症であった。

息子は「母はだまされたことさえわかっていない」と言ったが、私はそのようには思えなかった。なぜなら本人と交わしたやり取りで、自分の置かれた状況を的確に理解していると思われる発言が幾度もあったからである。

治療者　ホントにたいへんでしたね、さしあたり生活には困らないようですが、ご家族も心配していました。
本人　そうですか？
治療者　最近いろいろな人がお宅に出入りしていたようですね。
本人　そうですか？
治療者　出入りしていた人はどのような人たちですか？
本人　弟子たちですね（以前は三味線を教えていたが数年前に辞めていた）。
治療者　そのほかに出入りする人は？
本人　いません。
治療者　新聞屋さんの集金は？
本人　来ます。
治療者　牛乳屋さんは？
本人　来ます。
治療者　家を直してくれたり、布団のセールスマンは？
本人　来たかもしれない。

治療者　息子さんから最近羽根布団をいくつも購入したと聞きました。

本人　そうかしら。

治療者　おいくらぐらいですか？　高かったのではないですか？　お金をたくさん持っていらっしゃるので払えたでしょうけど。

本人　そんなにありませんよ。

治療者　ちょうど息子さんが来ているときに集金の人が来て、今は手持ちがないからって帰ってもらったことがあるんですって？

本人　そんなことありましたっけ？

治療者　最近は支払いが続いていたようだと。何日も続けて銀行で数十万円ずつ下ろしたと聞きました。支払いがたいへんだったからじゃないですか？

本人　お金のかからない生活をしていますから。

治療者　節約しているのですね？　でもお食事だけはちゃんととってくださいね。

本人　昔から借金は嫌いで、借りたらすぐ返さないと気がすまない性質《たち》です。

治療者　これからは支払いがあるときは必ず息子さんに相談したほうがいいと思います。

本人　息子は頼りになります。でも仕事で忙しいですから。

治療者　会いたいですね。

本人　それどころではないです。仕事があるからね。責任ある仕事ですから。心配かけてもいけませんし。

治療者　お二人ともお母さん思いの優しい息子さんたちですね。

本人　先日も一緒にレストランに連れていってくれました（実際には行っていない）。親孝行です。

治療者　どちらかの息子さんと一緒に暮らせたら安心ではありませんか？

本人　私と一緒に暮らすことはないでしょう。

治療者　そうですか？

本人　嫁たちが望まないでしょうから。

治療者　息子さんに、もっと会いに来てくれって言ったこと、ありますか？

本人　……。

最近は息子たちや民生委員が頻繁に訪ね、本人のための訪問看護や訪問診療を導入した。

玄関には防犯用のビデオカメラを設置し、24時間録画している。最近は訪問販売や勧誘はないようである。

夫を亡くし、訪問看護や介護サービス関連の人の訪問も一旦なくなった。その後は三味線のお弟子さんがお弁当を持ってきて一緒に食べるくらいであった。長男も次男も会社経営に忙しく、年に2、3回顔を見せるだけだった。たまに訪ねてきても、部屋が片付いていないことや消費期限切れの品が冷蔵庫に残っているのを注意するだけであった。それ以外に来客はなかったと思われる。本来社交的だった本人は、来客を心待ちにしていたのではないか。

本人は私の問いかけに答えながら、ずっと別のことを考えているように見えた。本人はだまされたことに気付いているように私には思えた。本人が家に一人でいるときに、もし再び業者が来たら本人は歓迎し、親しく話をするに違いないと思った。そして再び何らかの契約をし、購入をするかもしれないと思った。お金が続くうちは詐欺だろうが押し売りだろうが彼女の話を聞いてくれる人にお金を払うと思った。

彼女が人生の最後をどのように過ごすのか、そして自分のお金をどのように使うのか、それは彼女に委ねてもよいと考える私は専門職として失格だろうか。少なくとも周囲の人間は、詐欺に注意するように本人を諭している場合ではなく、まずは彼女の果てしない孤独に想いを馳せなければならないと思う。

安楽死

73歳の会社役員の男性を、2年前に軽度のアルツハイマー型認知症と診断した。2カ月の間隔で通院していた。仕事を続けていた。しばしば失敗もあったが本人は非常勤としてスケジュール管理に細心の注意を払っていた。

本人　リハビリは、なんだか（自分が）みじめです。

治療者　自分から行こうと思ったのですよね。でも今は後悔していらっしゃる？

本人　周りを見渡して、そういう人の中にいる自分がね。

治療者　○○さんは参加者の中ではお若いほうだから。でも、もしかしたら周りを見る目に偏見が入っているのではありませんか？　参加している人はみな同じように感じているところはないでしょうか、自分だけは違うと。

本人　そうかもしれません。

治療者　そういう気持ちが自分を支えているところもあるでしょうけど。

本人　……。

治療者　頑張っていらっしゃる。

(間があって)

本人　飼っていた犬が亡くなりましてね。

治療者　いつのことですか？

本人　妻がすごく苦労しました。

治療者　奥様が看病を？

本人　申し訳ない気持ちになりました。

治療者　任せきりで？

本人　死に付き合わせてつらい思いをさせたと思います。

治療者　看病がたいへんだったうえに犬との別れがつらかったと？

本人　安楽死させてあげたほうがよかったのではないかと思ったのです。

治療者　安楽死。犬ではそういうことがされるのですか？　ごめんなさいね、私はペットのことに疎くて。

本人　妻の前で〇〇（犬の名前）が苦しがっているのを見たとき、何もしてあげられなくて妻はさぞ苦しかっただろうと、そう思ってつらくなりました。

治療者　愛犬の苦しむ姿を見せたくなかったと。

本人　◯◯（犬の名前）を介護している妻の姿が自分を心配している妻と重なったので。

治療者　あ。

本人　自分も安楽死させてもらえたら妻に苦労させなくていいと思いました。

（間があって）

治療者　今の◯◯さん（本人）は私の知っている◯◯さんとは少し違うかもしれません。

本人　……。

治療者　最近はそういうことを考えるのです。

本人　先生に話すのは初めてかな。

治療者　前から思っていたのですか？

本人　自分のために妻に苦労をかけるのが耐えられないのです。

治療者　あなたのつらさを理解していなかった。

本人　言わないほうだから。

治療者　気付きませんでした。

本人　遺書も書いたんです。

治療者　いつですか？

本人　ちゃんと立ち会ってもらって。

治療者　いつも淡々としていらっしゃって◯◯さんは強いほうだと私は思い込んでいました。

本人　そうでもないんですよ。自分は。きっと。最近気付きました。

治療者　強いからこそちゃんと遺書もお書きになれたと。

本人　考えてみたら子供の頃から人の顔色ばかりうかがっていました。それが人の気持ちを察するトレーニングになったのかもしれない。そのうち人の気持ちを読み取れるようになったと思い込んで自分が強くなったように勘違いしていました。でも結局、人の顔色をうかがうばかりで、結局、自分は弱い人間なんだと思いました。

治療者　今は病気を抱えていらっしゃるのですから容易なことではないでしょう。

本人　先生も言ってたんですよね。年齢も重なるわけですし、そもそも薬が効いて病気の進みが遅くなっても進行は止められないって。

治療者　それはそうですが。

本人　女房は東北育ちでがまん強いから、これから懸命に介護してくれるだろうから。

治療者　奥様が苦しんだとしてもあなたのせいではない、病気のせいです。

本人　それは理屈はね。

治療者　確かに割り切れるものではないかもしれません。患者は私ですから。病気が私なのですから。

本人　……。

治療者　……奥様にしてあげられることって何がありますか？

本人　……。

治療者　（奥様が）悩まなくていいように、進んでしまったときにしてほしいことを伝えておくとか。

本人　……そうですね。

治療者　以前から奥様のことをいつも気遣っておられますもの。

本人　……。

治療者　奥様の気持ちって想像してみたことありますか？

本人　あんまり。

治療者　ちゃんと介護できていないのではないか、もっとしなければいけないことがあるのではないかって心配しているのではないでしょうか。

本人　十分すぎるくらい心配してくれています。感謝してます、申し訳ないくらい。

妻に対して申し訳ないと思うのではなく、ただただ深く感謝することが大切ではないかと伝えた。夫から申し訳ないと思われることをあの妻は喜ばないだろうと思った。大切にされるより感謝されるほうが、夫に対する自分の存在を確かなものと感じることができると思った。そのほうが妻はパートナーとして強く生きられると思った。

同席していた研修医は、患者への「あなたは強い」という言葉は不用意に使うと、強くあらねばならないと患者を追い詰めてしまうのではないかと言った。その通りであった。リスクがあり慎重にしなければならない発言であった。

また研修医は、患者が強がっているときに弱音を吐けるように導くことだけでなく、弱っているときに強さを引き出すことも治療者としての役目ですねと言った。こうした発言を効果的なタイミングで行うためには、本人の気持ちの動きをつかんでいないと難しい。私も発言してからヒヤリとすることがしばしばある。

本人の意志だったのか

その79歳の女性は、いつも背筋を伸ばしてしっかり視線を合わせ、質問に落ち着いて低い声で答えた。旧家の厳格な躾で育った佇まいであった。最近まで「こども食堂」や障害児の学習支援をする女性団体の役員をしていた。独居で、本人のところに20年通った家政婦も最近来なくなった。

受診には52歳の息子が毎回付き添った。息子は櫛の通った髪でスーツを着て物静かに話す人であった。本人と別に暮らしていた。普通、本人が質問に答えられないと助けを求めるように家族を見る。また、家族は本人に気を遣いながら代わって状況を説明したりする。しかしこの親子は違った。二人はあたかも隣に誰も座っていないかのように答えた。

治療者　（本人に向かって）とても頼りになりそうな息子さんですね。
本人　……はあ。
治療者　息子さんは小さい頃はどのようなお子さんだったのですか？

本人　……。

治療者　とても利発な……。

本人　……。

治療者　手のかからない子？

本人　……。

息子　（無表情）。

治療者　（息子に向かって）お母様はしっかりしておられますね。

息子　……。

治療者　（息子に向かって）もともとお母様はどんな方？

息子　（微笑む）……。

治療者　あなたは、お母さんを困らせたことなどなかったのでしょうね。

息子　……。

治療者　叱られたこともなく。

息子　（微笑む）……。

この親子の間には立ち入ることのできない特別な事情があるかもしれないと思った。

ＭＭＳＥ：22点、ＡＤＡＳ－ｃｏｇ：14.6点で、軽度のアルツハイマー型認知症と診断した。しばらく経過を見て、進行しているようならコリンエステラーゼ阻害薬の服用をと提案したが、本人は服薬を始めることを希望した。このことに息子は賛成も反対もしなかった。

施設入所に関しても同様であった。本人が自分でパンフレットをみつけ、そこに入ることにしたと報告を受けた。息子に意見を聞くと母の気持ちを尊重したいと言った。しかし入所して間もなく、施設を変わったと聞いた。介護関係者に前の施設の評判を聞いたところ、職員による虐待の噂もあり、よくないところとのことであった。新しい施設への入所はずいぶんとお金がかかったが「いいところだ」と本人が言った。ただほかの入所者と顔を合わせることはほとんどないとのことであった。

施設に入って一段落した頃から食欲が低下してきた。合併症はなく血液検査でも基準値の逸脱はなかった。施設の担当看護師が心配して私に電話をしてきた。好物は食べるが食事にひどく時間がかかり、残すことも増えたという。表情は穏やかで目立った気分の落ち込みや不安は見られないという。対応について意見を聞かれたので「本人が希望しない限りカロリー補給などの処置は無理をしなくてもよいのではないか」と率直に私の意見を伝えた。

その後半年も経たないうちに息子から再診の予約をキャンセルする電話があり、施設で亡くなったことを知った。引き出しの中から私宛ての手紙が出てきたとのことであった。ぜひ送ってほしいと言った。和紙の便箋に万年筆で書かれた達筆の文章から深い感謝の気持ちが伝わってきた。情感をたたえた文面から受ける印象が、淡々とした診察時の本人の様子と大きく違っていた。自分の考えに安っぽく共感されることを避けていると私は勘ぐっていたが、違っていたようだ。

このような手紙を書く彼女にとって、人と交流のない施設の暮らしはどのようなものであったのだろう。診察に同席していた研修医が「家族にも頼らず施設で一人で最期を迎えたさみしさなんて想像できません」と言った。私は彼女の絶望的な孤独は彼女の選択であり、死は彼女の意志かもしれないと思った。研修医が「さみしくないですかって先生が聞けなかったのは、毎回息子さんが同席していたからですか？」と質問した。彼女に人との交流を勧めればよかったなどとは単純に言えない。しかし彼女の想いに共感する機会を私はどこかで見逃していたに違いないと思った。私はこの人の品格ある面長の顔をいつまでも忘れないだろうと思った。

家族になれました

　一部上場企業の管理職を定年退職して間もない61歳の男性であった。もの忘れを主訴に自分から大学病院を受診し、若年性アルツハイマー型認知症と診断された。込み入った事情も、筋道立ててわかりやすく穏やかな笑顔で説明した。管理職として社内で広く信頼されていたに違いないと私は思った。

本人　よく「認知症になっても幸せに暮らせる」とか言いますよね。
治療者　そうですね。
本人　困ることはあっても絶望ではないとか。
治療者　そうですね。
本人　認知症になる場合とならない場合を比べたらね。
治療者　そりゃあ、ならないほうがいいに決まっている。余計な苦労はしないですし。
本人　そうですね。

治療者　やっぱり自分の失敗に向き合っていくことだって本当にたいへんなことです。
本人　少し余裕が出てきたんです。
治療者　はい？　こんなふうに暮らしていけば何とかなるとか、そういう感じになれた？
本人　そう。
治療者　いいですね、それは日々の工夫ができるようになったということ？
本人　対処はできていないけど、動揺することが減りました。
治療者　すごくいいと思います。
本人　自分にがっかりしなくなった。
治療者　ホントにいいですね。
（少し沈黙）
本人　あの、まだまだ病気で苦労の真っ最中の人には言えないことなんですけど。
治療者　はい。
本人　病気で苦しんでいる人にはホントに申し訳ないんですけど。
治療者　はい。
本人　信じられないでしょうけど、私は病気になってよかったかもしれないって思うのです。

治療者　はい？

本人　……。

治療者　病気になったからこそ、本当の人との出会いがあったという話を聞いたことがあります。それもあるかもしれないけど、こんなに考えなかったと思うのです。

本人　考えなかった？　病気のこと？

治療者　いや、家族のこととか、友人のこととか、自分のこととか。

本人　認知症になって会わなくなった人がいるっておっしゃっていましたね。

治療者　そう、会わなくなった人もいれば、ずっと会ってくれる人もいる。新しく出会えた人もいる。

本人　本当の友達がわかったとか。

治療者　いや、そんなきれいごとでもありませんけど。私が友達のことを前より思い出したり、考えたりするようになったのです。

本人　人との関係の仕方が変わったということ？

治療者　関係というより、あんなことがあったとか、こんなこともあったとか想って。

本人　いいことも、よくないことも、いろいろと思い出すということ？

本人　そう。

治療者　それはすごく意味のあることだと思います。大げさな言い方ですが、あなたの生きてきた人生の意味をあらためて考えていることになるでしょ。意味を発見すると言いますか、味わうと言いますか、いや味わうというのとは違いますけど。

本人　人との関係の仕方の、その意味ですね。

治療者　そう。

本人　家族のことも。

治療者　家族の気持ち。

本人　そう気持ち。気持ちを考えるようになった。今まで考えなかったこと。自分のことをこんなに考えてくれて、それで自分もこんなに考えることができて。

治療者　そうなんですね。あらためて家族になった感じ。

本人　そんなにカッコよくないですけど、家族の気持ちがわかったというより、家族のことをいろいろと考えるような自分になれたことがよかったって思うんです。

治療者　いいですね。

本人　幸せだと思います。

治療者　幸せ？　認知症になって？

本人　そう認知症になって幸せだと思うんです。家族になれましたし。

治療者　認知症になって家族でなくなる人もいます。

本人　それって認知症になったからですかね。認知症が原因ですかね？

治療者　深刻な状況だから家族の真の姿を見せつけられるのだと思います。そもそも、もともと家族じゃなかったのかもしれません。そういう家族を見ていると胸が痛みます。

本人　……。

治療者　認知症になっても幸せとかよく言いますけど、あなたのように認知症になってからのほうが幸せだという人は初めて。

本人　幸せって言っても楽しいとか嬉しいとかではないです。認知症は苦しいです。つらいですけど、人との関係を通して自分というものを知ることができるのは幸せなことではないでしょうか。

病気や障がいをもつことが、自分という存在の本質的な理解につながる人たちがいる。

覚えておいて
ほしい

本人

今の私は忘れてもいいですけど、
若かった昔の私は覚えておいてほしいですね、
とくに妻には。

終診

　その67歳の男性は3年前に中等度の若年性アルツハイマー型認知症と診断された。私の外来に2カ月に一度通っていた。以前は、本人ばかりか治療者である私も対話によって多くの気付きを得、洞察を深めることができていたが、最近は対話の題材を工夫しても、以前のような話の展開や気付きがなくなっていた。「変わりないです」「まあまあです」という短いやり取りで対話が終わることが増えた。

治療者　「認知症になっても幸せに生きられる」などと言われることもありますが、それをお聞きになってどう思われます？

本人　幸せとか、幸せでないとか。その場合の幸せって何ですか？

治療者　どんな意味でしょうか。

本人　……。

治療者　これからどんなふうに暮らしたいと思います？

本人　どんなふうに？

治療者　どんな心持ちで過ごしていきたいかとか。

本人　……。

治療者　新しく何か始めなくても、続けていきたいことがあれば。

本人　そのときを生きるので精一杯です。

治療者　……。一日の中で、ある程度気分が満たされるときってあります？　安堵した気持ちとか、達成感とか。

本人　……。

治療者　安心するときとか。

本人　不安はいつもあります。

治療者　不安をあまり感じないときがよい時間ということになるのかな。

本人　不安を感じないことはないです。

治療者　不安が和らぐとか、安心するとか、ほっとするとかって、なかなかないですかね。本当にたいへんな時間を生きておられるのですから。

本人　寝るときかな？　今日はあんまり女房に叱られなかったな、とか（笑）。

治療者　奥様を心配させずに過ごせてよかったなとか。
本人　まあ、そうです。
治療者　昼間、買物とか、家の手伝いとかでなく、自分の好きなことでしたいことって何かあるのですか？
本人　……写真の整理かな。
治療者　昔のですか？　お子様が小さかったときの写真とか？
本人　そう。ビデオもあります。
治療者　そう。整理できたらいいですね。意味があると思います。人生の振り返りですものね。
本人　でも、ものの整理ってダメなんですよ。
治療者　時間がかかるようになりました？
本人　整理できなくて片付かないんです。かえって散らかるので女房から叱られます（苦笑い）。
治療者　片付けているものに見入っちゃうと進まないですね。
本人　見たいですね。
治療者　さしあたり、写真やビデオを出してきて楽しんで、そのまましまってもいいのではないでしょうか。見るだけで楽しいでしょ。それも充実した時間と言えるのではないでしょうか。

本人　そうですね。
治療者　認知症じゃなかったら今頃何してますかね？
本人　……。
治療者　再就職して、何か仕事していたでしょうか？
本人　いや、それはなかったです。
治療者　では？
本人　家族と一緒にのんびりしてたかな。
治療者　それは今でもできそうですね。認知症と関係なくね。
本人　気分は全く違いますけど。
治療者　そうですね。確かに違うでしょうね。でも、価値ある時間を過ごせそうな感じはまだありますか？
本人　それは思います。アルバム見てみようかな。
治療者　懐かしむ気持ちが病気で失われることはありませんから。言葉で表現するのに苦労がいるかもしれませんが。
本人　そうですか。

治療者　写真見たりする以外で何してますかね？

本人　旅行したかもしれません。

治療者　いいですね、行きましょうよ。

本人　……認知症が進行したらどうなるかって不安になるんです。

治療者　……それを考えるのですね。

本人　いや、怖くて考えられないです。

治療者　今していることは続けられる可能性は高いと思います。続けてさえいれば。

本人　そうなんですね。

治療者　かりに認知症が進んでも、検査の成績が悪くなっても、毎日やっていることは続けられる可能性が高い。時間はかかるようになるかもしれないけど。

本人　家族との時間を大切にしようと思います。

治療者　認知症でないときより家族を大切にできるかもしれません。

本人　そうですね。それが私の認知症ってことですか。

私との対話が本人に安堵をもたらしているという以前のような手ごたえがなくなっていた。入室して2、3分黙って座っているだけで帰ることもあった。本人にとって私が必要なくなっていた。この次の受診で「今日を最後にしようと思います」と本人が言ったので、私は「何かあったらまた来てください。私はまだここに2、3年は勤めるつもりです」と言った。「そのときは参ります」と本人は言ったが、もう来ることはないだろうと思った。私がそう考えていることを本人もわかっていると思った。

終診のタイミングは理屈でなく、お互いの直観で判断するのが的確と思われる。ほかの精神科医も同様であろうか。私は処方を継続してくれる内科の医師に宛てた診療情報提供書を書いた。

終診から1カ月を過ぎた頃に妻があいさつに来た。「夫もそれなりに元気でやっています」と言った。そして「先生はバレンタインのチョコレートはたくさんもらうでしょ」と子供の手のひらにのるほどの小さな包みをくれた。包みは竹籠に入った金平糖だった。

おわりに

認知症の人との対話では同じ話が繰り返されることも多かった。ある話題が一度終わってから別の話題になり、再び前の話題に戻ることもあった。

認知症の人の発言と私の発言がかみ合わないまま対話が進んでいくことも少なくなかった。私がある意図をもって発言しても認知症の人が別の意味に受け取ってそれに答え、私はその発言にまた別の意図から発言していた。しかしそれは認知症の人に限ったことではなかった。認知症の人の家族との会話でさえお互いの一方的な発言が続くことがあった（もちろんそれぞれの想いが込められた発言ではあったが）。

後になって、発言の治療的な意味を振り返ろうとしたが、様々な治療的な意味が考えられ、意味をひとつに絞ることができなかった。というより、私の発言は、その1週間後、1カ月後、1年後と、振り返るたびに違った治療的意味をもったのである。発言の意味は治療経過を経るにしたがって変化していった。

対話で行われた発言の治療的な意味を説明することは困難であるとあらためて感じた。しかしその一方で、そうした説明の難しい多義的で漠然とした発言のニュアンスも、本書のような対話の具体例を示すことで、伝わるものがあるのではないかと考えた。すなわち「言葉（説明）」で伝えられないものを「言葉（対話）」で伝えようとしたのが本書であった。

特別な感謝を

筆者が出会ったすべての認知症の人と家族の人
東京慈恵会医科大学精神医学講座および附属病院精神神経科の諸氏
黒瀬有里乃氏ほか東京慈恵会医科大学附属病院研修医の諸氏
メモリーケアクリニック湘南（神奈川県、院長：内門大丈）の諸氏
SHIGETAハウスプロジェクトの関係者諸氏
のぞみメモリークリニック（東京都、院長：木之下徹）の諸氏
日本老年精神医学会、日本認知症ケア学会、日本認知症学会、日本精神神経学会、日本老年看護学会、日本老年社会科学会の関係者諸氏
出浦康進氏（チャイアンドサンズ 代表）
山下和典氏（NPO法人 Life is Beautiful 理事長）
妻　久美子と娘　奈央子と佳世子

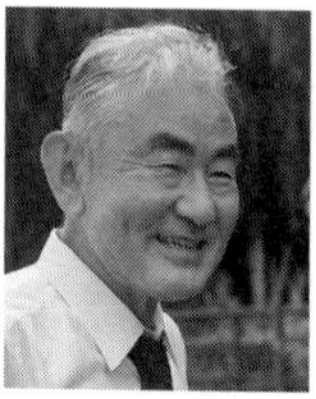

撮影　内藤忠行

著者

繁田雅弘（しげた・まさひろ）

精神科医。神奈川県平塚市出身。専門は臨床精神医学、老年精神医学。東京慈恵会医科大学医学部卒業後、東京慈恵会医科大学精神医学講座入局。1992年スウェーデン・カロリンスカ研究所老年病学教室研究員。帰国後、東京慈恵会医科大学精神医学講座講師、東京都立保健科学大学 教授、首都大学東京健康福祉学部 学部長、首都大学東京副学長を経て、2017年より東京慈恵会医科大学精神医学講座担当教授、同大学附属病院精神神経科診療部長。日本認知症ケア学会理事長。日本老年精神医学会理事。神奈川県平塚市の実家にて認知症の啓発活動などを地域住民とともに行うSHIGETAハウスプロジェクトを主催する一般社団法人栄樹庵代表理事。学会活動のみならず東京都認知症対策推進会議など都の認知症関連事業や東京都港区の精神保健関連事業、専門医やかかりつけ医の認知症診療の講習や研修に長く関わり、市民向けの講演活動も精力的に行っている。

アルツハイマー型認知症の人との対話
認知症の精神療法 2

2024年3月13日　第1版第1刷

著　者　繁田雅弘
発行者　内門大丈
発行所　HOUSE出版株式会社
〒254-0046 神奈川県平塚市立野町 28-27
電話 0463-71-6141
印刷・製本所　藤原印刷株式会社

ISBN : 978-4-9911543-2-4

編集 早川景子
校正 西山星江、吉村典子
DTP　藤原印刷株式会社
装幀・本文デザイン　峯岸孝之